U0307576

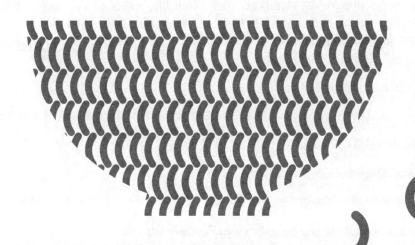

个性化饮食

瘦身又防病的
革命性营养方案

The Personalized Diet
The Pioneering Program to
Lose Weight and Prevent Disease

[以] 伊兰·西格尔（Eran Segal）　　著
　　 伊兰·埃利纳夫（Eran Elinav）

　　 王凌波　译

机械工业出版社
China Machine Press

中国纺织出版社有限公司

国家一级出版社
全国百佳图书出版单位

图书在版编目（CIP）数据

个性化饮食：瘦身又防病的革命性营养方案 /（以）伊兰·西格尔，（以）伊兰·埃利纳夫著；王凌波译 . —北京：中国纺织出版社有限公司；机械工业出版社，2020.6

书名原文：The Personalized Diet: The Pioneering Program to Lose Weight and Prevent Disease

ISBN 978-7-5180-7421-1

I. 个… II. ① 伊… ② 伊… ③ 王… III. 饮食营养学 – 普及读物 IV. R155.1-49

中国版本图书馆 CIP 数据核字（2020）第 079339 号

本书版权登记号：图字 01-2019-5683

个性化饮食：瘦身又防病的革命性营养方案

出版发行：机械工业出版社（北京市西城区百万庄大街 22 号 邮政编码：100037）

中国纺织出版社有限公司（北京市朝阳区百子湾东里 A407 号楼 邮政编码：100124）

责任编辑：彭　箫		责任校对：殷　虹	
印　刷：北京诚信伟业印刷有限公司		版　次：2020 年 6 月第 1 版第 1 次印刷	
开　本：170mm×230mm　1/16		印　张：16.5	
书　号：ISBN 978-7-5180-7421-1		定　价：69.00 元	

客服电话：（010）88361066 88379833 68326294　　　　投稿热线：（010）88379007

华章网站：www.hzbook.com　　　　　　　　　　　　　　读者信箱：hzjg@hzbook.com

执行本饮食计划或其他任何饮食计划前，均应首先咨询专业医护人员。若你有需要注意的特殊问题，可能需要对本书中所述计划进行改良，应定期咨询专业医护人员。

献给我们的老师、同事和学生，感谢他们使追求真理之旅充满了愉快和感动。

CONTENTS
目录

欢迎了解未来的节食计划

想象一下，没有一种食物对所有人有害或有益——巧克力、甘蓝、曲奇、大份沙拉、香蕉和咖啡都是如此。想象一下，你可能原以为某种钟爱的食物是一种差劲的饮食选择（但是，这种食物在不断诱惑着你，比如果汁、油腻的牛排或一碗薄荷冰激凌），而实际上，这些食物没有问题，并不会对健康产生负面影响。假如你讨厌的食物（因为你认为这些食物对自己有好处，有助于减肥或预防健康问题，就强迫自己咽下这些食物，比如年糕或清蒸鱼）实际上恰好不适合你呢？假如耐力运动前食用意大利面这种富含碳水化合物的食物可能有害，可能会减慢你的速度，无糖饮料可能直接导致体重增长，或者寿司可能让血糖激增，进而提高罹患糖尿病的风险，会怎样呢？

想象一下，你不必再痛苦地忍受具有诸多食物禁忌的节食计划。想象一下，你永远不必再次忍受清洗期、诱导期、禁食、饥饿减肥计划。想象一下，如你所愿，你可以重新开始摄入碳水化合物、脂肪和进食肉类。总是有无限的节食信息在告诉你，如果想要减肥或预防慢性疾病，就该吃什么和不该吃什么，这些节食信息通常令人困惑甚至互相矛盾，想象一下，你不必再关注这些信息。想象一下，科学终于揭开了最佳饮食这个复杂问题的神秘面纱，你不必再因为何种食物最适合自己而感到困惑，因为你终于明白，没有一条适用于所有人的饮食准则。假如每个人都需要根据其身体组成量身打造独特的饮食计划，会怎样呢？假如科学正在逐渐发现一种研究方法，每个人可以自行决定饮食计划，会怎样呢？假如你终于了解到个性化饮食计划的必要性与实践方法，会怎样呢？如果你可以立即利用这些信息让自己受益并帮助减肥，那么会怎样呢？

我们是魏茨曼科学研究所的科研人员伊兰·西格尔博士和伊兰·埃利纳夫博士，魏茨曼科学研究所是致力于用科学进步造福人类的全球著名多学科研究机构。我们正在协作进行一项艰巨而意义深远的研究工作，名为个性化饮食项目，相信该项目可能撼动营养科学的基础。

在本书中，我们将解释如何得到当前的结论；讲述令人惊奇的观点背后真实的科学原理；阐述如何在饮食习惯和生活方式的选择上应用个性化饮食，以便在生活和保健方面尽早开始这些改变。根据收集到的最新的大规模数据，我们的研究从一个全新的角度来审视饮食选择，可能会改变人们的生活。尽管你很喜爱某些食物，但你认为自己不应该食用，事实是这些食物很有可能对你一点害处都没有，也有可能很多你认为健康的食物却没有好处。这里的"你"不是广义上的"你"，而是指你个人。如何确定呢？这就是未来的饮食计划。我们开创性的研究成果已经在国际上发表，我们的研究发现可能会改变你的健康、体重、精力水平和睡眠质量，甚至改变你的生活。

大部分人都想要减肥、更加健康，让自己感觉更好，希望在总体上控制自己的食欲，降低慢性病风险。这也是科学家和科研机构投入大量的时间和经费进行研究的初衷，目的只是回答一个简单的问题：什么是人类的最佳饮食？

你可能认为自己知道答案。也许你已经加入了低碳水化合物、严格素食主义或地中海饮食的阵营，甚至咨询了营养学家，遵循专家制订的饮食计划。无论如何，也许你确信科学知道答案。毕竟，这是个简单直接的问题。这个问题看似简单，经过几个世纪的科学进步，我们当然知道它的答案。

尽管有很多声称知道答案的人撰写了各种令人信服的图书、文章，很多作者引用了数十篇甚至上百篇科学论文来证明自己的理论，但事实上仍然没有一个明确的答案。支持某一种饮食的人中，有的是医生、饮食学家、营养学家或运动教练，有的则是减肥成功、分享经验的人。每个人都声称自己知道什么方法真正有效，知道绝对的事实。一些人甚至根据自己读到的最新信息不断地变换观点和策略。所以，很多人盲目相信此类信息也就不足为奇了。当一种饮食计划或准则无效时，他们就会转而采用另一种计划，然后不断改变自己的计划，同时，还认为自己独具慧眼，一直在听从专家的建议。

问题在于，这些图书、文章和网站似乎都在宣传完全不同甚至常常相互矛盾的信息。即使是设计合理的、针对某一营养原理或策略的研究，也常常会被另一项针对不同营养原理或策略的研究轻松驳倒。每一种饮食干预方案，总是有很多研究支持或反对这种方案。

那么，最佳饮食这个问题的真正答案是什么呢？也许科学早就给出了毫无疑义的答案，但是科学正在逐步发现一个越来越难以回避的事实：完美饮食这个问题没有答案，因为其本身就是一个错误的问题。

真正重要且值得讨论的问题可能改变你的生活，在开始讨论正确的问题前，我们首先做一下自我介绍。

西格尔博士的故事

构想出个性化饮食学前，我是一名科学家、马拉松运动员，与一位临床营养学家结了婚。由于妻子的专业关系，我非常确信自己知道如何健康地饮食，自认为能做出明智的饮食决定。但是，几年前，我开始对提高自己运动成绩的方法感兴趣，闲暇时，也会研究运动生理学。由此，我开始思考饮食如何能提高运动成绩。我开始思索，调整饮食能否为我提供更多的能量以支持长跑或提高速度。如果有证据证明某种饮食改变可能提高速度和耐力，我都愿意去尝试。

作为一名科学家，我本人对饮食和健身的通俗读物并不感兴趣，所以，我开始阅读观点都有可靠研究支持的科研图书。我想找出真正的自然科学对于影响运动成绩的饮食问题的答案，尤其是针对我自己。我尊重科学，因此，我坚信科学能够告诉我真相。我充满激情和期待地开始这个新的个人项目，希望能为自己的生活找出有价值的真相。

我对饮食如何影响运动成绩这个问题研究得越深入，就越深刻地认识到广泛采用的运动员（及其他人）的饮食建议通常都是相互矛盾的，甚至有些建议似乎并不准确。随着调查深入，我惊奇地发现，这些建议的科学依据有时并不符合标准，只涉及了极小规模的研究和少量受试者，而且要么被作者和记者曲解，要么是过时的。在很多情况下，起初貌似很合理的观点，深入调查后我就会发现这些观点有些荒谬。最令我震惊的是，我发现自己一直实施的饮食策略（因为相信这是有科学依据的，我近乎虔诚地坚持这个策略）实际上并无真正的科学基础。怎会如此？我怎会遗漏了这一点？我为何越来越觉得专业的营养学课程、政府饮食指南和运动科学提供的饮食策略的依据毫无意义？我已经理所当然地认为主流的饮食策略是真实的，而且是根据已确证的科学原理提出的。我阅读的资料越多，就越发意识到事实并非如此。

其中很多矛盾点、误解及我认为缺乏科学依据的观点都与摄入的碳水化合物相关。碳水化合物是指食物中的糖类、淀粉和纤维素，人体对其进行不同程度的分解，转化为葡萄糖，为细胞提供养料。运动员经常考虑碳水化合物的问题。因为我们一直被灌输碳水化合物等于能量的观点，很多人在马拉松等重大赛事前夜给自己"过量补充碳水化合物"，毫不担心碳水化合物的摄入。节食者通常也会关注碳水化合物，要么强调其作为脂肪替代品的作用（如很多素食主义者或低脂饮食者），要么认为碳水化合物是体重增长和健康问题的元凶（如很多低碳水化合物饮食的倡导者），而排斥碳水化合物。随着研究的深入，我逐渐发现对于碳水化合物，支持或反对的证据都很多，很多其他关于碳水化合物的不同观点也是如此，有些观点认为碳水化合物都相同，有些则认为碳水化合物也分"好"和

"坏"。面对研究充分、有科学支持却又相互矛盾的信息，科学家应该怎么做呢？

出于个人原因，我的主要兴趣在于碳水化合物对运动的影响，所以我决定集中精力钻研这一部分。例如，我读到一篇文献（这已是很久之前，我无法回忆起它的来源），研究中人们在跑步或剧烈运动 30～60 分钟前食用大枣，大枣含有可被人体迅速吸收的（或"简单的"）碳水化合物。起初，我并不能确定食用大枣的作用，一些食用大枣的人精力更加旺盛，锻炼效果更好；另一些人则感到疲惫，甚至跑步仅仅几分钟后就开始感到无力而必须停止运动。记得当时我停下来思考这个问题。为何人们在进行同样强度的运动时对同一食物有如此不同的反应呢？我猜测，这可能与人体血糖水平对大枣的反应有关，因为血糖下降与低能量相关。如果食用大枣能使一位受试者的血糖水平适当地提高，则大枣确实能在剧烈活动中为人体提供能量。但是，如果另一位受试者的血糖水平急剧上升，然后再降低，就可能带来疲劳。我在自己的生活中也会考虑这个问题。有时，我食用碳水化合物后感觉精力旺盛，而有时却恰好相反。也许你在自己的经历中也注意到类似的现象，是否某些富含碳水化合物的食物让你活力满满，而另外一些食物却在耗费你的精力？这很有意思。对这个问题思索得越多，我就越发意识到能为我提供最多能量的食物似乎并不一定富含碳水化合物，有时是蛋白质或脂肪含量更高的食物。

我决定以自己为受试者进行一项试验。我做的第一件事是改变长跑（约 32 千米）前的食谱。我希望看到，用蛋白质和脂肪来代替过量补充碳水化合物，会发生什么。我尝试这项试验的原因是，我越来越多地听说"低碳水化合物运动员"声称其能够燃烧脂肪而不是从碳水化合物中获得能量，而且这种方式效率更高。尽管这种观点有些陌生，我仍然好奇地进行了尝试。我希望了解这种做法对我的生理饥饿、动力及运动表现有何种影响。做此尝试时，我有些犹豫不决，因为运动前我总是会过量补充碳水化合物，长跑前夜食用三四大碗意大利面，第二天早上，长跑前 30～60 分钟食用几个大枣或能量棒。在长跑后 15～30 分钟，我总是感到极度饥饿，但是我认为这可能是因为我已经消耗掉所有有用的碳水化合物，身体已经准备好摄入更多的碳水化合物了。长跑后，我总是进食更多富含碳水化合物的食物，认为自己在满足身体的需求。我总是认为这种做法是有必要的，能够为我完成长跑提供足够的能量，但是，如果我（以及我认识的其他运动员、教练和专业健身人士）错了会怎样？

于是，一日傍晚，我没有摄入碳水化合物，而是食用了一大份沙拉并搭配大量芝麻酱、牛油果和坚果等富含脂肪的食物。早上，我没有进食就开始32千米的长跑。（与很多专业长跑教练的建议相反。）

这种饮食对我的能量水平和成绩都产生了积极的作用，这令我十分惊讶。长跑过程中，我的能量水平与过量补充碳水化合物时的水平相同，甚至更高。而且，长跑后的极度饥饿感完全消失了。长跑后，我无法相信自己竟然没有感到饥饿。我推测自己的身体耗能模式可能已经开始转换为燃烧脂肪而非碳水化合物了，而且这一点肯定是我的能量水平和饥饿发生变化的原因。

此后，我开始考虑对人体运行机制的了解。当摄入碳水化合物时，人体会在肝脏中以糖原的形式储存能量，以备剧烈活动时使用。但是，人体只能储存相当于2 500～3 000千卡的糖原。在32千米的长跑过程中，很容易消耗2 500千卡的能量，所以，如果你的能量来源是糖原，那么你就可以计算出储存的能量会很快耗尽。这样当然会引起疲劳和长跑后的饥饿。

即使苗条的人也有约60 000千卡的脂肪储存，用于能量供应。这个能量储存库要大得多，所以对于长期的运动，燃烧脂肪比燃烧碳水化合物的效率更高。如果我们消耗2 500千卡的脂肪，只消耗了脂肪能量储存库的一小部分，就会感到（而且确实是）补充能量的需求并不十分迫切。

这对我来说都很合理。长跑时身体耗能模式从燃烧糖原转换为燃烧脂肪，这可能就是我寻求的最终答案。作为一位耐力运动员，我感觉自己顿悟了。日常生活中，我继续实施低碳水化合物饮食，发现自己精力更加充沛了，即使不运动时也是如此。这是意料之外的获益。我还减掉了超标的体重，最好的是，我的运动成绩稳步提高，我实现了3小时内跑完马拉松的目标：2013年，我在2小时58分内跑完了巴黎马拉松！后来，在2017年维也纳的马拉松比赛中，我再次打破了3小时的纪录。

我继续探索自己的生活和运动生涯，我发现，遇到的一些成功运动员、朋友和同事，并未和我采用同样的饮食方式。尽管我极力宣传低碳水化合物理论，但一些人始终坚持富含碳水化合物的饮食，而且也做得不错。更难以置信的是，素食主义者在过量补充碳水化合物后也能达到很高的运动水平。也许我的顿悟并不通用，也许这只适用于个人，也许并非所有人都会对此类饮食调整有着与我相同的反应。也许我已经发现了最佳的"伊兰·西格尔饮食"，但是，我可能还没发现最佳的通用饮食。根据现有的观察结果，我也无法确定这一点。

我开始更加谨慎地考虑摄入碳水化合物的问题。是否像我之前认为的那样，碳水化合物是运动员主要的也是最适用的能量来源？它是大脑和身体的最佳通用能量来源吗？还是说，基于碳水化合物的饮食（即使是我一直认为有价值的复杂形式，如燕麦、意大利面和全麦面包）不利于改善运动成绩、能量水平、肌肉生长和大脑功能？

以复杂碳水化合物为主要能量来源的饮食，对人体要么有益，要么中立，要么有害，我仍然处于这种思维定式中。但是，我一直在回顾那些互相矛盾的研究。碳水化合物不可能既有益又有害。

难道真的可以既有益又有害吗？

此时我想到：为何一些人能靠高碳水化合物健康生活，而另一些人的体重却过度增长或受到低能量的折磨？为何食用大枣的人中，有些精力充沛，而有些感到疲惫？一方面，我认识一些素食主义者，他们只食用水果、蔬菜和植物性食品，如豆类和有机米。他们主要靠富含碳水化合物而蛋白质和脂肪含量相对较低的食物生活。其中一些人似乎拥有旺盛的精力，一些人声称自己的心脏病得到了逆转，还有些人则拥有强健的肌肉；另外一些人则似乎不太健康，总是感觉疲惫，面色苍白。

另一方面，我还认识一些"低碳水化合物"饮食者，他们不食用任何谷类食物或豆类，几乎不食用水果。他们以绿色蔬菜、肉、坚果和种子为食，还添加了脂肪，如橄榄油、椰子油甚至猪油。其中很多人都是精力极为充沛的运动员，拥有出色的耐力，而且很多人都非常苗条；另外一些人的体脂过度增长，胆固醇升高到危险水平。

怎会如此？要么这些人在自己的饮食上说了谎（说谎的素食主义者偷偷地吃肉，或者原始饮食法爱好者说了谎，深夜偷吃了曲奇饼干和烤面包），要么就是就其个人而言，这些人对自己采用的饮食策略有积极的反应。我认为自己认识的人不会在饮食问题上撒谎。很多人都是了解饮食知识的聪明人，他们可能去选择优质而营养丰富的碳水化合物、蛋白质或脂肪来源。

还有其他原因吗？

我开始怀疑，也许原因并不完全在于食物。也许，与食用食物的人也有关。这给了我全新的思路，我开始思考：不同食物对不同人的作用如何？

最初，我只是想找出对提高运动成绩效果最佳的食物，而现在，这个问题变得更加复杂和有意思了。在开始研究这个新问题时，我在考虑哪些因素可能影响一个人对食物的反应。例如：

- 作为一位科学家，我专注于人体基因组的研究（人类的基因图谱），所以我已经了解可能影响人对食物反应的基因差异。例如，消化牛奶等食物需要特定的酶，一些人缺失产生这些酶的 DNA 片段。也许还有很多我们尚未了解的遗传学条件也与食物消化相关。这就是我观察到的人们对不同食物有不同反应的原因吗？
- 我也曾阅读过新兴科学领域微生物组学的研究资料，微生物组是指人体胃肠道系统中成千上万的各种微生物。我了解到，新颖的测序技术开拓了探索微生物对消化和代谢影响的思路（人体从食物中摄取能量的方式）。我很好奇，不同的胃肠道微生物组是否会影响人体对各种类型食物或者个别食物的反应。这似乎是一个值得继续深入研究的有趣领域。

◎ 生活方式呢？体力活动的水平会影响人体对食物的反应吗？睡眠规律、压力水平、精神状态呢？已有的病程、年龄、体重、身高或儿时的饮食习惯也有影响吗？

如果是个人而非食物才是那个不确定因素，那么也许某人对某种食物会产生怎样的反应这个问题就太过复杂，令人难以回答。怎样才能判断何种饮食有助于自己成为更优秀的马拉松运动员呢？我越回归到自己原本开始研究这些问题的个人原因，我就越发觉得，作为一位科学家，我已经被这个问题深深地吸引住了。

我阅读的资料越多，就越意识到这个课题的相关数据不足。我知道，基于数据的无偏倚方法才是解决这个问题的唯一方法。如果我想要了解更多，那么我可能只有自己动手研究了，因为没有人知道答案。我需要找到个体对食物反应的衡量指标，这个指标应该包含个体基因学、个体微生物组学和临床参数，如血液检查结果、体重、年龄以及体力活动、睡眠和压力等生活方式因素。需要考虑的问题很多。这样的试验真的可行吗？

因为我有计算机科学的专业背景，采用机器学习和算法来解决这个问题顺理成章，从本质上看，我们在这些领域中输入大量数据，试图用计算机来识别出数据中的模式和规律。这项工作的意义在于，计算机处理大量数据后，这些算法能够识别出人类无法认识到的模式，因为人类无法吸收并处理如此大量的信息。计算机进行模式识别和发现规律的能力远远超过人类，所以现在计算机在国际象棋和围棋方面的表现优于人类。

我从未见过在营养学研究中采用这种基于数据的方法，但我想，为什么不尝试一下呢？营养学是有很多变量的复杂问题。除了用大数据和计算机算法解决这个问题，还有更好的方法吗？我想这种方法可能就是将正确的数据插入正确的位置，确定对任意个体而言，哪些食物将会提高运动成绩，同时改善健康并帮助控制体重。尽管我还不知道这种方法能够产生何种信息，但是我遇见埃利纳夫博士时已经非常渴望找出答案了。

埃利纳夫博士的故事

　　我进入个性化饮食的角度与同事西格尔博士完全不同。自我记事起，就对复杂的机器着迷。儿时，我曾打开祖母的晶体管收音机，未经允许就把它拆开。我也曾拆开父母的留声机，但只发现了一大堆色彩斑斓、造型奇特的配件，与一团电线互相交织。对于我们人类创造出来的复杂物品，我感到十分惊奇和欣喜。当然，我拆解了很多家用电器，尽管我会努力重新组装，最后却总会有少量的零件被我忽略。

　　在我看来，没有什么机器能比神秘的人体更复杂。尽管我当时只是个孩子，但我已经发觉人体是最复杂的机器，包含着无穷无尽的隐秘部件；尽管我看不见，却很容易觉察到，如心脏的跳动、感冒时肺部发出的喘息声，甚至大脑和神经系统产生的感受、梦境和知觉。当然，我无法拆解人体这部机器（至少在我上医学院前），但是人体在我的思考和想象中占有重要地位。当发现祖父陈旧的人体百科全书时，我非常兴奋。我会花上几小时的时间翻阅这部书，凝视着很多不同形状和颜色的器官、管道和结构完美地互相融合，人体比我想象的要复杂得多。我很好奇自己能否有一天真正地了解人体。

　　所以，生物学成为我的兴趣所在和研究焦点，也是意料之中的事情。在潜水艇（另一部让人着迷的机器）上服役 4 年后，我进入耶路撒冷希伯来大学医学院。

多年来，我一直对人体神秘复杂的功能感到好奇，此时，我终于有了一个可以寻找答案的地方。我全身心地投入到自己的学习中，如饥似渴地汲取知识，解剖课上，我终于有机会直接观察成千上万个解剖细节；组织学课上，我在显微镜下发现了无穷无尽的细胞结构；病理学课上，我学习到大量陌生的医学术语。神秘的人体机器开始逐渐在我眼前揭开它神秘的面纱。

但是，我发现学习得越多，全局画面就越不清晰。我越关注人体的精细结构，人体功能的规律在我眼中就越模糊。我得到的答案越多，发现的问题也越多。我感觉自己肯定漏掉了什么。当拆开留声机时，你知道总有一天自己能完全理解它。为何人体还是这样难以捉摸？

我最喜爱的课程是微生物学。微生物学与传染病学教授为我展现了一个充满隐蔽敌人的世界。你无法看到病毒或细菌，但它们却有能力侵蚀人体，有时只需要短短几天时间。由微小、形状和名称怪异的不可见生物组成的动态世界展现在我的眼前，这些生物按科和组分类，包括细菌、病毒、真菌和古生菌（无细胞核的微生物）。这实际上是下一个层次的解剖！这真是一个令人兴奋的世界，充满敌意、致命而难以掌握。老师们像英勇的骑士一般，加入了与这些终极敌人不见硝烟的战争，他们教会我们这些医学生如何使用复杂的抗生素武器对抗敌人，而有时敌人会产生耐药性，变得更加强劲而致命。

后来，我进入临床执业阶段，开始练习着将长时间学习、记忆的知识付诸实践。我曾在内科做实习生和住院医师，后来成为一名胃肠科研究员，经过多年的努力，我获得了启示：比神秘的人体更加复杂的是人体与功能紊乱进行斗争的内在原理。

在此期间，我见识到了最严重的人类疾病。一组集合命名为代谢综合征的疾病尤其令人苦恼。代谢综合征包括严重肥胖、成年型糖尿病、高脂血症、脂肪肝及上述病症引发的多种并发症。我曾经处理过糖尿病导致的截肢和失明、肾衰竭及其引发的每日透析需求、心脏病、心衰竭、中风和猝死。我工作的内科诊室收治的大部分患者都患有这种综合征，其并发的疾病通常会使人极度虚弱，有时甚至导致死亡。实施急救心肺复苏术几乎成了我的日常工作。如非亲眼所见，我真的难以想象疾病带给人的痛苦和折磨。人们发生了什么？很多患者明显处于极度痛苦状态，我们提供给他们的治疗都是针对多种并发症的，而对其主要疾病的进程却没有影响，这令我感到惊讶和苦恼。我和同事们的挫败感愈发强烈，因为我们对大规模流行病本身及其可怕的后果无能为力。我们实际上是在清扫疾病发生后的战场，而非在灾难发生前采取预防措施。

正是这种在帮助患者方面极大的挫败感，而非我多年来专注的学习推动着我改变方向。如果我想帮助人们避免进入健康紊乱的极端状态，那么我就需要在医学研究和医学执业之外对人体生物学进行更深入的钻研。虽然我已经是一位高级医生，但我决定以研究生的身份进入魏茨曼科学研究所，这是以色列最出色的学术研究所，是世界知名的基础科学研究中心。我又从头开始了。

我在世界知名科学家齐利格·伊萨哈（Zelig Eshhar）教授的实验室里开始研究，他是新兴免疫癌症疗法的发明者，以前熟悉的患者护理、流体图和药物剂量等术语已经被 DNA、表观遗传学、细胞因子和趋化因子等新的术语所取代。我被这个崭新的世界深深吸引，同时又感到困惑，现在我有可能深入地了解作为医生时遇到的很多"无法治愈"的疾病，这一点又让我十分兴奋。在这里，我不再面对人类患者，而开始与试管、显微镜和动物模型打交道。我逐渐学会把自己以临床问题为导向的医学思维转换为基础科学家的深入机制探索和推进的思维。我感到越来越自信，因为自己的"工具箱"正在逐渐壮大，在专业水平上，我又达到了全新的高度。

我决定更深层次地对科学继续进行探索而成为耶鲁大学理查德·费拉威尔（Richard Flavell）教授实验室的一名博士后，费拉威尔教授是一位全球领先的免疫学家和细胞生物学家，在他的实验室里，我接触到了科学和医学的新变革——微生物组学研究，此后，我开始醉心于这一领域的研究，这也成为我职业生涯的发展方向。

直至此时，我才开始思考自己未来对科学和医学可能做出的贡献。作为一名未来的独立研究者，我应该探索什么样的问题和课题呢？多年以来，我的老师、同事和我自己一直认为微生物是人类健康的宿敌，是大多数疾病的不可见起因，或是与人体生理学无关的废物。现在，我了解到，这些内生微生物的作用远远不止如此。这是科学和医学领域令人激动的新领域，而我恰好站在了最前线。曾经被一度认为是科学幻想的新技术已成为现实，利用这些技术我们得以更深层次地探索人体内生长的数万亿微生物的本质。

杰弗里·戈登（Jeffrey Gordon）和罗布·奈特（Rob Knight）等先驱者的工作深深地吸引着我，是他们开拓了将微生物世界（现称为微生物组）与人类生存的未来世界相联系的途径。我开始认识到，微生物组是健康的重要来源，包括疾病的预防和治疗。我认识到，微生物组在食物消化和营养摄取方面起着不可替代的作用，微生物组是人体免疫系统的关键部分，而且对很多其他微生物系统也有影响。人体的复杂程度让人难以置信，当我意识到人体内有一个由微生物组成的浩瀚宇宙时，就决定这就是我的世界和责任，也是我对科学做出贡献的来源。我成为这个新发现宇宙的探索者，在其中寻找最常见的衰退性疾病的解决方法。

终于我可以组建自己的研究团队了。我很幸运地在自己曾经攻读研究生的以色列魏茨曼科学研究所获得了一份独立岗位。是时候回家了。我建立了研究所乃至以色列全国第一间完全专注于微生物组学研究的实验室，建立起这种跨学科研究所需的关键专用基础设施，从全球各地召集到一群上进、聪明而有抱负的学生和博士后，与他们一起开展的科研工作决定了我未来几年的职业生涯。我们的目标是，理解人体与内生微生物的相互作用如何影响人体健康和疾病风险。

到以色列魏茨曼科学研究所工作前的一个阴雨天，我正在曼哈顿进行告别一日游，当天的一次电话会谈改变了我的命运。我的一位朋友，魏茨曼科学研究所的分子生物学家伊兰·霍恩施泰因（Eran Hornstein）教授为我介绍了未来的同事伊兰·西格尔教授，他是魏茨曼科学研究所的数学家和计算生物学家。霍恩施泰因教授说："相信我，他真是一个了不起的人，而且他的兴趣与你十分接近。"我信赖朋友的直觉，于是，我准备与伊兰·西格尔博士通电话，讨论我们共同感兴趣的问题和我到达以色列后可能一起研究的课题。

我的朋友是正确的，我与西格尔博士聊得越多，发现我们的共同点越多。虽然我们性格迥异，但我们发现彼此的专业知识、生活经历和解决问题的方式有明显的互补性。我们会从不同的角度看待研究问题，用不同的技术来解决问题，而且有着不同的观点，但是我们都对同一个问题感兴趣：人体营养、环境暴露、遗传因素和免疫功能对内生微生物组有何种影响，人类与其微生物组间的神秘互动（尽管非常重要，我们却对此知之甚少）如何影响健康和疾病的进程。在纽约的一个雨天，我们建立了合作伙伴关系。

研究逐步成形

鉴于我们都对营养和代谢有着浓厚的兴趣，而且彼此的知识领域互补，所以我们设想（基本上第一次见面就开始构思了）进行大规模个性化饮食研究。我们都坚信饮食方案很可能应该根据每个人的特点进行个性化设计，包括微生物组学和遗传学，但是我们尚不清楚该如何实施这一研究。我们设想的个性化饮食研究涉及面广、规模大，需要包含和控制大量的变量，才能发现为何不同的人对同样的食物有不同的反应。与所有优秀的营养学研究一样，这项实验设计极为复杂。我们在细节问题上花费了很长时间：提出何种问题？考虑哪些健康衡量指标？我们想衡量重要的结局显然应该是饮食计划后减轻的体重。但是，我们意识到，单纯关注体重减轻并以此为主要目标来评价个性化饮食的作用有以下几个问题：

（1）体重需要几周甚至几个月时间才能发生变化。

（2）体重是单一指标，我们可能遗漏了人体对其他食物反应的重要评价指标。

（3）除饮食计划中的食物作用外，体重受到多方面因素的影响，如对饮食方案的依从性、运动水平、压力水平等。

如果你开始节食减肥，就很难区分自己体重减轻或未减轻的真正原因。这是因为添加了某些食物，还是排除了某些食物，抑或因为其他生活方式的变化，还是所有因素联合作用的结果？哪些因素在影响体重的减轻，哪些因素是无关紧要的，也许在饮食计划中没有必要添加或排除这些因素？作为科学家，我们设计的研究方案应便于区分各变量对所关注结局的作用。我们需要考虑与摄入的食物有更直接关联的因素，而且该因素应该对食物产生即时且定量可测的响应。我们需要找到一个体重减轻的衡量标准，但同时该标准也与代谢性（饮食相关）疾病相关。衡量标准应该易于测量，而且在大型研究组中能够准确测量。根据这些参数，我们开始考虑血糖水平，或者更确切地说，餐后血糖水平。我们称其为餐时或餐后血糖水平，或通俗地讲，餐后血糖响应。

体　　重	餐后血糖水平
用该指标衡量饮食改变的影响并不妥善，因为体重还受到其他多种因素的影响（如对饮食方案的依从性、运动水平、压力水平等）	直接衡量每餐的作用
饮食改变后几周或几个月后测量	每餐 2~3 小时后测量
饮食改变几周或几个月内只有一个测量结果	仅 1 周时间内即可获得 50 个测量结果
多种疾病的风险因素（如糖尿病、心血管疾病、癌症）	多种疾病的风险因素（如糖尿病、心血管疾病、癌症）
	对体重管理具有重要影响

在体重与餐后血糖水平作为健康饮食衡量标准的比较中，我们选择测量餐后血糖水平的一个理由是，餐后血糖水平激增会同时促进体重增长并产生饥饿感。进食后，人体消化食物中的碳水化合物，将其分解为单糖后，释放至血液中。从此时起，在胰岛素的帮助下，葡萄糖进入细胞和肝脏，进入肝脏的葡萄糖用于合

成糖原，作为后续能量储备。但是，胰岛素还会帮助细胞将多余的糖分转化为脂肪储存，过量的糖储备是体重增长的主要原因。同时，如果过多的葡萄糖从食物中涌进血液，就可能使人体过量分泌胰岛素，从而导致血糖过低，甚至低于进食前的水平。这就会导致饥饿感，引起进食冲动，尽管我们已经食用足够（甚至过多）的食物来满足能量需求。

我们知道，餐后血糖水平激增是糖尿病、肥胖症、心血管疾病和其他代谢紊乱疾病的风险因素。近期一项研究（多项研究中的一项）对 2 000 人进行了长达 30 年以上的随访，研究人员发现餐后葡萄糖响应水平较高可预测研究期间较高的总体死亡率 [1]。

另外，非常重要的一点是，当今的技术进步已经能够连续一周测量血糖水平。因为一般人每周用餐约 50 次，这种技术能在一周内就完成 50 次餐后血糖响应的测量。我们直接测量每次用餐后的血糖水平变化，而未采用较为常见的做法，仅将一次血糖测量结果当作总体饮食计划的结果，如禁食一夜后的晨间血糖水平。（注意，这种技术并未普及且价格昂贵，但我们将在本书的项目中，向你介绍如何自行测量餐后血糖水平，不必使用连续血糖监测仪。）

当然，我们清楚，除血糖水平外，还有很多因素会影响体重和健康，但我们也知道，血糖水平是一个重要的因素，将其作为食物响应的衡量标准是有价值的，而且可能提供多种信息。

我们确定好衡量标准后，还需要考虑很多关键的小细节，而且还需要几年时间才能完成基础设施的建设。我们幸运地拥有一流的博士研究生和研究团队。我们还聘请了后勤工作人员，负责邀请人们参加研究、与受试者会面和抽血等事宜。我们需要解释如何使用我们的应用程序记录用餐情况和收集受试者样本，而且我们还聘请了程序员开发手机应用程序，以便受试者在手机上记录用餐情况。

我们还需要找到愿意参加研究的受试者。我们非正式地与朋友们提到这个课题时，很多人都被我们的计划所吸引，对研究结果十分感兴趣。不过，有些人还对此表示怀疑，但是感兴趣的人比怀疑的人多。魏茨曼科学研究所也十分关注我们的课题，所以，我们召开了学术研讨会解释这一研究，包括目的和动机。我们向研究所发出了学术研讨会邀请函，希望至少能有少量的听众。房间只能容纳300人，但注册参会的人数迅速增加，我们不得不关闭注册通道，这真是出乎意料。学术研讨会后，约有100人在我们的网站上注册参加研究，他们参加研究后，在没有广告宣传的情况下，我们研究的消息不胫而走。我们发出了注册邀请函，但很多人会推荐自己的亲朋好友注册，我们很快就召集到1 000位受试者。在整个研究过程中，不断有人在网站上注册，研究结束时，已有5 000人报名希望参加研究。

这样强烈的回应在临床试验中十分罕见。在一般临床试验中，研究人员需要努力招募受试者，有时甚至需要提供经济鼓励。我们并不想提供经济鼓励，因为我们不想让金钱成为人们参与研究的动力。坦诚地说，这种反响出乎意料，我们发现人们非常渴望了解自己。研究的性质决定受试者应接受多次实验室检查和测量，而受试者也热切地希望了解自己身体和健康背后的秘密。我们欣喜地发现人们对研究具有广泛而真实的兴趣。

在下文中，我们将阐述研究设计、获得结果的类型及我们使用的应用程序如何为你提供帮助，我们先跳过这部分内容。研究完成时，我们将结果写成论文，并在《细胞》（世界知名学术期刊）期刊上发表，该期刊还召开了一次远程记者招待会，邀请记者参加。《细胞》期刊的主编认为人们可能对这项研究十分感兴趣，尽管我们的前期工作已经在全球范围内得到广泛的宣传报道，但我们仍没有预料到，这篇文章会引起如此热烈的反响。

文章面向全球读者发表后的几小时内，相关报道就开始出现在网络和印刷媒体上。在一天之内，全球共发表了100多篇文章，报道和推测我们的研究结果。英国广播公司（BBC）派出团队到以色列用一周时间为我们拍摄纪录片。我们对记者和一位摄制团队成员进行了与研究受试者接受的相同的测试，并根据他们的结果提供饮食建议。我们的饮食建议让 BBC 记者十分惊讶，但当她遵循个人饮食建议后体重显著降低时，她感到更加惊奇了。测试结果在英国的黄金时间发布。截至本书撰写时，已有 1 000 多篇文章在全球的主流媒体上发表，包括美国有线电视新闻网、哥伦比亚广播公司以及《时代周刊》《纽约时报》《福布斯》《美国大西洋月刊》《独立报》等媒体和《科学》《自然》《细胞》等最负盛名的学术期刊。

全球主流媒体的大量宣传并非偶然。我们第一次基于大量人群样本，清晰、明确地说明了这样一个事实：每个人对同一食物有不同的反应，而媒体的报道正是对这个事实热烈而重要的回应。特别地，我们发现，一种对某些人产生健康反应的食物可能会对另一些人产生生理和心理上的危害。研究使我们得以达成以下目标。

（1）发现人们究竟如何对同一食物产生个性化的反应。

（2）开发出能够根据个体的微生物组和血液测试结果精确预测对特定食物的个人响应的算法，甚至在这个人尝试食物之前就可完成预测。

（3）利用我们的算法为人们制订个性化的饮食计划，其中很多人已处于糖尿病前期。人们的饮食计划各不相同，而且在大多数情况下，遵循计划，就可使人们的血糖水平正常化。

这颠覆了我们对营养学原本的认识，我们的发现产生了广泛的影响，有力地证明一般化的饮食建议总是有局限性的，因为这些建议通常只考虑了食物，而未考虑食用者。

我们相信这能够开启一个科学新领域，并形成新的营养学范式——关注个性化饮食，为每个人量身定制合适的营养方案。现在，这个理念首次获得广泛而严谨的研究成果支持。这不再仅仅是一种理论，或观察到的一种未经证明的现象，而是一个重要的研究结论，因为这个概念终于进入主流营养学的理论和和应用领域。

这是营养学的新领域，我们希望能够带你了解这个领域的新进展。

我们的研究对你有何意义

当然，我们为科学研究而激动，毕竟我们是科学家。而且，得知我们的研究最终将对营养学和公共政策产生影响，这也十分令人激动。但是，这与你有何联系呢？

本书的目的就是以一种你能受益的方式介绍我们的研究成果。我们将从研究的角度，解释为何当前的饮食指南及饮食图书和信息不可能正确，为何你作为个体无法依赖这些信息来指导养生保健和节食。我们还会解释为何这些建议背后的科学无法为你提供有用的信息，为何实际上没有一种或一套适用于所有人的饮食方案和指南。而且，我们还将为你提供一个方案，确定自己应食用何种食物，何种食物可能使你难以减肥成功或保持健康。你获得的信息适用于当前采用的任何饮食法。不论你从不偏食还是正在遵循原始饮食法，不论你的饮食特点是低碳水化合物、低脂还是素食，这些信息都会帮助你建立只适用于你自己的饮食方案。何种碳水化合物对你有效？何种碳水化合物无效？只要你执行这个方案，你很快就会像我们一样了解这些问题。例如，西格尔博士对自己进行测试后发现，尽管低碳水化合物的生活方式对他有益，但某些碳水化合物对他也有好处，包括冰激凌，所以他可以在饮食中加入这些食物，不会造成体重增长或对运动成绩产生负面影响。埃利纳夫博士现在需要避免食用面包，但是他可以食用大量的寿司，血糖水平不会出现激增。你可以食用冰激凌而没有任何不适吗？不再食用香蕉是否对你更有好处？你还应该继续享用奶油吐司和茶水吗？你很快就会知道答案。

我们相信本书将提供一种评估食物的新思路，使你从中获益，同时为你提供一套减肥和养生保健饮食方案的制定方法。某种食物或某一类食物不再对所有人"有益"或"有害"，比如你喜爱的羊角面包和咖啡可能正是你的完美早餐，而搭配糙米饭的炒菜却可能有害无益。油腻的牛排可能没问题，而沙拉里的西红柿却可能对你没有好处。你可能对自己应该或不应该食用某种食物感到十分震惊。你可能终于明白为何你尝试过的某一特定饮食方案对自己的朋友有效，却对自己无效。也许，你会如释重负地发现，所谓的减肥失败并不是你的错，而是由误导人的信息导致的。

本书介绍的通俗化的科学知识，能够为你提供选择饮食策略的新思路，并为你提供实用的工具来确定前进方向，以便你开始为自己设计独特的个性化饮食方案，这些方案最终将帮助你成功恢复健康和正常体重。

在本书中，你将学习到以下内容。

⊘ 发达世界当前所面临健康危机背后的科学。我们将解释并证明正在发生何种事情，以及这些事情会对你和你的家人产生何种影响。

⊘ 你自以为了解的事情及其错误的原因。很多营养和健康饮食方面的共识都没有科学依据，甚至对很多人有害无利。我们将会解释为何如此，以及常见的误解有哪些。

⊘ 微生物组有何重要作用。它确实起到非常重要的作用。我们将详细解释这个体内生态系统是怎么回事，为何它对你的健康、体重和幸福感有如此重要的作用。

⊘ 血糖如何起作用。血糖与胰岛素组成了一个复杂体系，对你选择的所有食物、运动和压力等生活方式相关活动产生反应。这个体系负责维持稳定的血糖水平，这一点对减肥和代谢健康起到关键作用。我们会解释血糖的调节机制，以及为何忽视血糖会导致慢性疾病，你应如何通过控制血糖来改善健康。

⊘ 如何个性化设计你的饮食。学习如何用当地药店或网上购买的血糖试剂盒直接测量自己的血糖，以便确定你对自己喜爱食物的反应。你将获得一个跟踪系统和我们免费手机应用程序的访问权限，这个应用程序将帮助你分析结果，以便详细了解结果，确定食物对你是否有益。

- 如何利用饮食和生活方式技巧控制血糖水平。只要了解了自己对特定食物的反应，就可以通过改变饮食和生活方式的技巧来控制自己的血糖反应，我们将分享这些技巧。只要简单地改变食用时间、降低食用量或搭配黄油，你可能就可以重新开始享用面包了。

- 如何创建自己的个性化饮食方案。根据你在血糖测量中发现的结果及你将在本书中学习到的知识，你可以建立有针对性的饮食方案，适用于自己的身体、独特的喜好和生活方式。严格意义上而言，这并不是节食计划，因为你不必计算卡路里，也不必忍受饥饿。相反，这将是一种根据自身独特的食物响应进食的明智选择。现在这一切都是关于你自己的。以前所有的饮食教条都属于过去了，真是如释重负，现在你可以找到自己追求理想体重和健康的方法了，你自由了！

　　然而，这个令人兴奋的个性化营养学新领域中仍然有很多需要被了解的内容。尽管我们尚未掌握所有答案，我们刚刚开启对这个新领域的深入探索，但这将成为未来减肥和保健的新趋势。现在最新的营养学研究已经开始关注个性化饮食，愿意接受这个理念的人将处在对饮食方式全新认识的最前沿。

　　因为我们是科学家，你可以放心地确认本书中的信息具有严谨的科学依据，并不是软科学、蹩脚科学，而是经过严谨研究并被合理证明过的营养学理论。与你以前阅读的某些饮食图书不同，我们不会讨论没有依据的理论。如果我们没有研究过或没有获得确凿的证据，我们就不会去猜想答案。我们希望获得个性化饮食的科学理论，还有很多丰富的科学理论有待发掘，同时也推动我们向饮食的未来前进。未来，除了你根据可靠数据自己制定的规则外，不再会有任何规则，我们将向你介绍如何收集可靠的数据。

那么回到最初的问题："什么是人类的最佳饮食？"事实证明，这个问题已经没有意义了。现在值得探讨的问题已经变成："什么是你的最佳饮食？"了解自己身体对食物的反应后，你终于可以有针对性地调整饮食，从而获得更多能量、改善健康、降低疾病风险，而且减肥终于比想象中的还容易了。

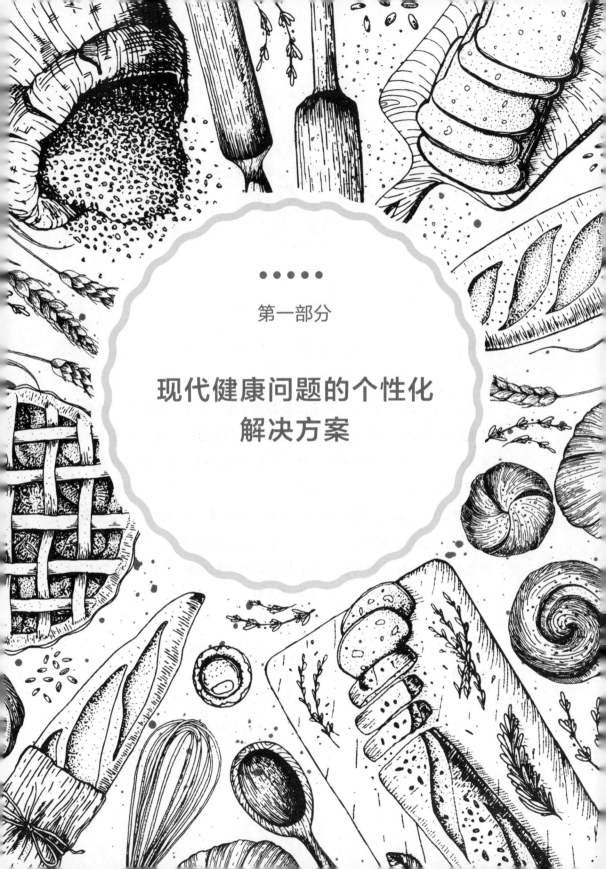

第一部分

现代健康问题的个性化
解决方案

面包的故事

你每天如何选择食物呢？不论你是否花了很多心思，你选择一种食物而非其他食物可能总是有原因的。也许是口味的偏好。你喜欢胡萝卜，但是不喜欢西兰花。你喜欢燕麦片，但是感觉炒鸡蛋很恶心。你十分喜欢巧克力曲奇，但要是里面加了核桃，你就坚决不会再碰一下了。或者你是根据自身的健康状况来选择食物的。你可能试图遵循一般指南，食用较多的水果和蔬菜，选择瘦肉而非肥肉，选择粗粮而非精制谷物。也许你为了减肥、保健，或认为自己的饮食方案有助于抵抗慢性疾病，所以遵循特定的饮食方案。也许你是严格素食主义者或者只是选择原始饮食、低脂或低碳水化合物饮食。

大部分人可能不只是根据自己的口味偏好选择食物。我们会为过度肥胖、健康问题、精力水平或运动成绩而担忧。你可能属于 75% 自称"饮食健康"的美国人中的一员 [1]，但是你的饮食真如自己认为的那么健康吗？你的饮食方案可能专为慢性疾病设计，或者只是符合你的饮食观念，但是，你确定这是最健康的饮食方案吗？如果我们告诉你，健康饮食可能并非如你所想，会如何呢？

也许，你无法完全确定食物选择对体重究竟有何影响。食物能够影响精力水平、机体抵抗疾病的能力或与饮食相关疾病的风险吗？你可能并不相信食物有如此作用，但是你如何知道自己的选择是否会产生这些影响呢？如果过去的节食计划并不成功，你可能会逐渐对整个体系失去信心。

因为我们研究营养学，我们听说很多人都已经对自己尝试过的饮食方案不抱幻想了。他们认为各种方法都对自己无效，或他们只是无法坚持执行计划，或者他们已经开始怀疑所有健康诺言了。如果这正是你的情况，我们认为你可能对我们近期的研究成果很感兴趣，我们已经从研究中了解到你应该或可以选择何种食物了。

饮食及其对健康的影响这个问题已经成为我们研究的动力，这些研究史无前例，结果令人惊奇。但是，在我们开始进一步阐述研究成果前，我们先谈论一下其他问题。我们来讨论面包。

面包：过去与现在

也许你几乎每天，或者每周至少几次都会食用面包。也许你食用面包是出于自己的喜好或者你认为面包对自己有好处。也许尽管你认为面包对自己有害，但仍然在食用。也许你根本不食用面包，但是希望自己可以食用。面包已经过时了吗？面包应该重新流行起来吗？不论你对这种"生活必需品"的看法如何，真正的问题都在于：面包对你有益还是有害，你能够得到这个问题的确切答案吗？

面包可能是地球上最重要的食物，在你彻底抛弃它之前，应该考虑到，人类碾磨谷物并用面粉烤面包的历史已经有 10 000 年之久了。当今，全球有数十亿人食用各种形式的面包（如条形面包、扁面包、圆面饼和百吉饼等），而且一般都是每天食用。[2]面包提供的卡路里约占人消耗总量的10%[3]。在世界上某些地区，如中东等地，面包（大部分以廉价的圆面饼形式消耗）可能超过人摄入卡路里的30%！无论你对面包的看法如何（喜爱、讨厌或认为这是一种有益或有害的食物），你都无法否定面包的普遍性或影响力。

小麦是最常用于制作面包的谷物，尽管近期一些流行保健图书对其进行诋毁，但小麦的培育是新石器时代农业革命的关键事件[4]，小麦也是当今全球种植最广泛的谷物。仅美国每年小麦的产量就达到7.5亿吨。[5]

不论你对面包的看法如何或你对面包有何了解，10 000年前或者100年前的面包已经与现在生产的面包大不相同了，这的确是事实（与很多人宣称的观点相同）。这些差异很容易被观察到，差异有如下4点。

(1) 数百年的杂交提高了小麦对气候和害虫的抗性，使其成为一种优良作物，但是，小麦植物的这些变化同样也会影响现在用小麦做出的食物，包括最重要的面包。此外，现代面包的麸质和淀粉含量更高，这是为了使其更适合做面包而进行的有意操控。

(2) 与过去不同，现代大部分小麦的种植中都使用化肥和杀虫剂。

(3) 传统碾磨小麦和其他谷物的做法会使大部分麦麸和全部胚芽得以保留，所以与现代最常用的高度精制白面粉相比，过去的面粉含有更多的营养物质，包括纤维素、B族维生素、铁、镁和锌。[6]

(4) 面包的发酵技术也与以前完全不同。现在大部分面包都是用面包酵母发酵的，这种做法的历史只有150年左右。[7]这种方法比传统方法的发酵速度快得多，传统方法采用含有野生酵母（空气和环境中的，而非装在包装袋里的）、乳酸和醋酸菌的自然发酵培养物发酵[8]。传统方法做出的面包拥有与环境相应的特性，含有现代面包没有的益生菌。现代最接近传统的面包是自然发酵的酸酵种面包（sourdough bread），有研究显示，食用酸酵种面包有助于人体吸收矿物质 [9]，而有意思的是，也有研究表明现代面包会减少矿物质的吸收 [10]。

鉴于上述差异，古代面包对健康更有益这种常见假设是合理的，因为古代面包中富含维生素的全麦和自然发酵酵母剂的比例更高。有人假设，用精制白面工业化生产、用面包酵母发酵的廉价精制面包的营养不如手工全麦酸酵种面包。也有人认为所有面包或所有谷物制品（尤其是含有麸质这种常见且臭名昭著的蛋白质的谷物，如小麦、黑麦和大麦）都对健康有害。

但是，讨厌面包的人并不能为此感到得意。尽管有这种质量下降的推测和试图减少面包消耗量的饮食趋势，面包仍然是一种普遍流行的食物。我们认识的很多人仍然在继续享受面包带来的罪恶快感，仅仅出于对面包的喜好，尽管他们认为自己不应该吃面包。有些人表示，虽然沙拉更健康，自己更喜欢三明治或认为蛋类、水果或培根营养更丰富，但他们还是用吐司做早餐。也有一些面包的拥护者，但他们认为只有用发芽面粉、全麦或无麸质谷物制作的或自然发酵的面包才有益健康。

那么谁是对的呢？真相是什么？某些面包比其他面包更好吗，还是应该改变全球性的面包依赖？

作为科学家，我们通常会考虑这些问题，应该如何设计实验来找到答案。我们对营养学方面的很多问题都进行了研究，你将在本书中了解到这些研究，但是我们最重要的一项研究是关于面包的。我们想要了解以下这些问题。

（1）人们食用面包时一般会发生什么？

（2）人们食用工业生产的白面包时会发生什么，同样一批人食用等量的手工全麦酸酵种面包时又会发生什么？

（3）面包是一种健康食品吗？还是面包较高的碳水化合物含量会导致血糖升高到影响健康的水平，从而引起肥胖和糖尿病风险？

本实验的第一步就是对当前已有的研究进行综述。结果表明，很多关于这些面包问题的研究结果都是复杂而互相矛盾的。

我们已经对面包有哪些了解

关于面包的研究很多，并得到了很多有意思的结论。一项研究表明，研究期间，食用面包能够降低任何因素造成死亡的风险。[11] 这似乎是个很大的承诺：你吃的每块面包都让你寿命更长！但是，这仅仅是一项研究，所以我们需要再进一步研究。

其他关于面包的研究表明，食用面包能够降低出现各种疾病和健康问题的风险，这些问题包括以下几种。

- 癌症 [12]
- 心血管疾病 [13]
- Ⅱ型糖尿病 [14]
- 代谢综合征 [15]

研究表明，面包能够改善以下方面。

- 血糖控制 [16]
- 胆固醇水平 [17]
- 血压 [18]

炎症 [19]

肝功能 [20]

在你跑到厨房做吐司或者让服务员把你丢弃的面包篮带回来前，我们应该用批判性的眼光来审视这些信息。这些研究在质量和科学严谨性方面参差不齐。还有研究显示，面包对临床健康标记物的正面或负面影响甚微 [21~25]，几项大规模临床试验也显示，面包对疾病标记物没有任何明显的影响 [26~30]。

那么孰是孰非呢？面包到底对健康有益吗？我们将注意力转向面包对微生物组可能产生的影响。微生物组是指栖息在人肠道中的细菌种群，因为我们知道，微生物组的状态会影响人的健康状态。这是我们尤其关注的领域（我们将在第 5 章详细阐述微生物组），而且我们想要了解研究能够得到何种结论。此类研究并不多见，但有一项研究发现，乳化剂能够改变小鼠体内的微生物组，进而引起炎症和肥胖 [31]，乳化剂常用于现代工业生产的面包中，能够使面包保持质地松软、可口新鲜。一项小鼠研究并不能作为批判面包的理由，所以我们认识到这是一块值得深入研究的领域。

我们还找到了专门针对酸酵种面包的研究。研究称，酸酵种面包不仅对矿物质的吸收有积极的作用，还有助于改善机体的葡萄糖代谢 [32]。但总体而言，专门针对酸酵种面包的信息不够多 [33]，即使有更多的研究，结果也可能不够可靠，因为自然发酵的面包取决于其发酵环境中独有的细菌和真菌，所以成分变化多样，很难区分出酸酵种面包的哪些性质对人体有益或有害。但是，仍然没有很多相关研究。我们怎么会对这种深受大众喜爱的食品了解如此之少呢？这个领域似乎值得更多的研究，所以我们决定进行一些实验，与魏茨曼科学研究所的小麦专家和面包爱好者、我们的同事亚伯拉罕·利维教授合作，期望能填补面包及其对健康影响方面知识的空白。

面包干预项目

我们的研究名为面包干预项目。目的是，研究在受控环境下面包对人体的影响。具体而言，对比研究人体对工业生产白面包与手工制作全麦酸酵种面包的响应。我们相信，这项实验能够回答我们的部分问题，从一定程度上解释面包这种全世界最受欢迎食物的营养学状态和价值。

首先，我们选取 20 位健康成年人，年龄在 27～66 岁之间的 9 位男性和 11 位女性。这些健康志愿者当前均未执行任何饮食方案，研究前 3 个月或研究期间均无妊娠或服药的情况，且均无糖尿病等明显健康问题。

然后，我们随机将受试者分配至两组：一组每日食用工业生产的白面包（任何当地超市均可购得的类型，设为 1 号面包），持续一周时间；另一组每日食用手工制作的全麦酸酵种面包（设为 2 号面包）。两组受试者均不食用除面包外的其他小麦制品，两组受试者的早餐只有面包，之后根据需要在其他餐次中添加面包。之后，两组受试者休息两周时间，休息期间正常进食。最后，我们将两组的饮食安排方式进行交换，已食用一周白面包的一组将食用一周全麦酸酵种面包，反之亦然。研究期间，我们会进行多次检查，来衡量人体在临床和生物化学方面对所食用面包的响应。我们跟踪受试者的血糖、炎症反应、营养吸收和其他健康衡量指标。

研究期间使用的白面包均为标准的普通白面包，以确保所有受试者食用的面包相同。为了制作合适的酸酵种面包，我们聘请了一位经验丰富的磨坊工人，请他将红色硬质小麦用石磨碾磨成粉，面粉过筛时仅去除最大的麦麸颗粒。我们还聘请了一位经验丰富的手工烘焙师，让他使用专门碾磨的面粉、水、盐和成熟的酸酵种制作条形面包，不使用任何添加剂。生面团经过分份、成形和检查后，用石制炉灶烘焙。我们每两天将新鲜烘焙的全麦酸酵种面包带到实验室，分发给研究受试者。面包的香味实在太诱人了，我们的团队成员都难以抵挡这种诱惑了！我们一下就知道这是一场必败之战，第二次送货后，我们就开始为团队成员订购额外的手工面包了。

研究中的每位受试者每天早上食用约 156 克的酸酵种面包或 124 克白面包（这个量恰好相当于每餐提供 50 克碳水化合物，所有人保持等量，从而排除食量这个干扰因素）。同时，指导所有受试者在其他餐次中添加尽量多的面包。实验过程中的一半早上，所有受试者食用原味面包。另一半早上，食用搭配黄油的面包。

研究中，我们为人们提供的面包量并不过大或超过一般人的食量，但是这个量大于研究参与者日常面包的食用量，研究前，研究组中面包提供热量的百分比平均为 11%，但是，实验干预使这个比例平均提高 25% 以上。但所有人饮食中的热量总量保持大致相同。

面包对人体有何影响

测试完成后，我们就有大量的数据需要分析。我们研究的第一个项目是不论何种类型的广义面包对所有研究受试者的血液检查结果和微生物组有何影响。下图显示了微生物组的研究结果。每一群集表示一位受试者的微生物组，因为每个个体都有独特的微生物组结构，所以这些群集分散在图中。你肠道中的细菌与其他人肠道中的细菌都大不相同，这只是一种展示这种差异的方法。每一群集内，直线表示各受试者的微生物组变化情况。如图所示，变化没有规律。每位受试者独特的微生物组对面包都具有独特的响应方式，尽管有些响应较为类似，但没有完全相同的响应。而且，虽然每位受试者微生物组的变化都能展现出来并能被衡量，但并未达到改变受试者整体微生物组趋势的显著程度。换言之，面包虽然能够影响微生物组，但对其的改变并不大。食用面包虽然能够改变你的肠道菌群，但这种改变并不能达到使其转化成为其他人菌群的程度，你仍然能够保留个人微生物组"签名"。

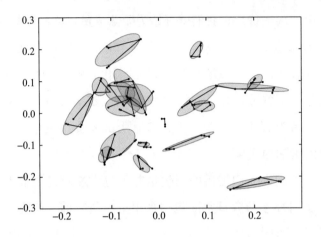

20 位受试者肠道微生物组组成较低维度的展示

坐标轴是任意且无量纲的。微生物组由数百种物种组成，极为复杂，图示仅为微生物组简单的二维数学展示。

每个椭圆形表示面包研究期间每位受试者的 4 份样品（4 个点）：食用 1 号面包（白面包）前后和食用 2 号面包（全麦酸酵种面包）前后。注意每个椭圆形群集中的所有点（即每位受试者的所有样品）显示，整个研究和面包饮食干预过程中，人体能够保持其独特的微生物组基本不变。

根据我们已经获得的长期面包食用者数据，我们观察到的一个规律是研究受试者的微生物组向长期大量食用面包人群微生物组的方向发展。这意味着短期饮食变化对微生物组的作用是一个良好的指标，能够反映长期饮食变化可能产生的作用。你遵循一种饮食方式的时间越长，微生物组发生的适应性变化就越明显且持久。但是，变化是好是坏呢？这一点尚不清楚。

我们从此分析中得到的主要信息印证了我们已经知道的观点：可通过食物调控微生物组。准确地了解特定食物对微生物组的改变情况是很有用的。只要知道何种微生物组结构更加健康，我们就可以了解如何利用特定食物使微生物组向更健康的方向发展。反过来，了解这一点，我们就可以为自己设计合理的饮食方案，仅仅通过改变微生物组即可改善健康。我们相信这仍然是一个激动人心的研究领域和新信息，也是个性化饮食的主要关注点。

但与此同时，面包是否能够普遍地改善或危害微生物组健康这个问题尚无定论。结果多变，还无法得出确切的结论，尽管你很快就会发现，这种多变性会在我们的最终结论中起到重要作用。

白面包还是酸酵种面包

我们做的下一件事情是，分析人体对工业白面包与手工全麦酸酵种面包响应的对比数据。你可能和我们一样想当然地认为，与白面包相比，全麦酸酵种面包对血糖、矿物质吸收、炎症和其他健康衡量指标更有好处。

我们的想法是错误的。我们从本研究中观察到最令人惊奇的结果是，平均而言，白面包与全麦酸酵种面包对人的影响无显著差异，对考察的所有临床标记物和微生物组特性的影响均无显著差异。对胆固醇、空腹血糖、血压和体重的影响均无显著差异。我们对整体结果进行分析时，发现两种类型面包实际上完全相同。我们的研究结果似乎显示，所有面包基本相同，你选择哪一种类型都无关紧要，所以你可以选择自己最喜欢的，或者为了省钱，买最便宜的就好。

但是，这个发现对我们并没有意义。我们想，肯定漏掉了什么。我们知道，全麦面包含有的营养物质更丰富、化学品和添加剂更少，而且酵种培养物比工业生产的、充满防腐剂的酵母发酵白面包对人体更有益。为何这一点没有在健康衡量结果中体现出来呢？尽管我们知道，我们的研究并未对人们进行长期随访，但我们确信，这项研究至少能够发现全麦酸酵种面包能使临床标记物向有益的方向发展，白面包向有害的方向发展。

我们发现，研究设计确实有遗漏！我们分析了平均值，但平均值并不能反映响应的范围。我们考察各受试者的响应方式时，意识到平均值会把面包中值得关注的真相隐藏起来。每个人对这两种类型的面包都有截然不同的反应，这种差异似乎难以预测，而且更重要的是，这完全是个体差异。每个人对工业生产白面包与全麦酸酵种面包都具有高度个性化的反应，而且，值得注意的是，这并不符合任何关于面包的通用营养学理论，其中包括认为面包有益和面包有害这两种相反的理论。对其进行深入和个性化研究时，这似乎都没有意义。

经过进一步分析，我们发现，与预期一致，某些人的结果显示他们从全麦酸酵种面包获益更多，白面包产生的负面效应更多；但另一些人却有完全相反的结果，他们从白面包获益更多，全麦酸酵种面包产生的负面效应更多。某些人对其中一种面包的反应比另一种强烈得多，或对两种面包都产生剧烈反应，而另一些人却对两种面包的反应差异甚微。我们意识到无法对其进行概括！

研究结果与预期完全不同总是让人非常困惑，第一，我们无法确定如何处理这种数据。第二，有一件事似乎是这些随机而难以理解的数据能够证明的，数据能够证明我们创造性的个性化营养学新概念。

个性化效应

如果个性化营养学是真实的，那就意味着一部分人可食用面包等富含碳水化合物的特定产品，并发生独特的反应，传统智慧会根据食物的碳水化合物含量、维生素和矿物质含量和成分的质量告知我们食物会对人体产生某些作用。当食物保持一致时，却得到不一致的结果，一个人食用一种食物后会出现血糖激增，而另一个人可能只有轻微反应，这其中只有一个变量：食用食物的人。

这就引起了我们对现有各种营养学理论的质疑。如果碳水化合物含量、维生素和矿物质含量及成分的质量并不一定与一致或可预测的健康反应具有相关性，那么这些因素又有何意义呢？这是否意味着我们可以食用任何自己想要的东西？

简单地回答，当然不是。我们无法预测反应，并不意味着你个人不会对某些食物产生不良反应，所以，不考虑健康的饮食并不能对你有所帮助，实际上还可能对你造成伤害。但是，我们发现，遵循传统的饮食观念，甚至最近的极端节食法，并不能确定何种食物对你有益或有害。也许你对全麦酸酵种面包产生积极的反应，也许你并没有产生积极的反应，但是，在你了解自己的反应情况前，激进地认为接受或拒绝食用这种面包并不会为你带来任何好处。最多，你在饮食的某些方面遵循任何预设观念有 50% 的概率是正确的。面包对你有害吗？也许有害，也许没有。但是你并不能从任何其他人的饮食指南中找到答案。

那么迄今为止，我们了解多少呢？我们的面包干预项目证实了几个基本原则，这些原则与传统的营养学理念完全相反，基本原则如下。

（1）面包并不一定有害，但也不一定有益。
（2）在没有实际测量你的身体参数，尤其是餐后血糖反应前，你还无法确认自己对面包的反应。

但是，我们想了解更多。我们想要深入研究数据，实际地研究面包到底如何改变受试者的临床指标。为对个人的反应进行更深入的研究，我们特别评估了血糖反应。虽然个人反应表现为多个指标的差异，但一般而言，血糖是测定食物对健康直接反应的良好方式，因为血糖会在进食后立即变化，而且血糖还能够影响多种临床参数，也能受到多种临床参数的影响，包括年龄、体重、疾病风险或发展、胆固醇水平、血压和微生物组组成。所以，血糖是个人反应的良好衡量指标。我们知道，食物导致的血糖激增对健康有害，会增加肥胖、糖尿病和心脏病等健康问题的风险，所以血糖也是反映健康状态和疾病风险的良好指标。我们知道，稳定的血糖及其进食后出现适度的增长可能能够缓解慢性疾病的风险和进展。本书的后文中，我们将讲解如何以类似的方式测量并分析自己对食物产生的血糖反应。

总之，如上所述，白面包和全麦酸酵种面包对血糖的影响差别不大。但是，对其进行深入分析即可发现，一些人食用面包后只有轻度血糖升高，而另一些人的血糖却有较大幅度的上升。这表明对那些血糖轻度升高的人而言，饮食中加入面包完全没有问题而且没有害处。这也表明，对于血糖大幅升高的人而言，面包可能并非健康的选择。你可能仍然感觉这有悖常理。为何面包对你有益却对我无益呢？但是，我们得到的结果确实如此。

更值得关注的是面包之间的差异。将全麦酸酵种面包与工业生产的白面包进行对比，我们再次发现，在血糖增长方面，人们之间的差异极为多变。对于一些人，白面包导致的血糖上升幅度大于酸酵种面包，而另一些人的结果却完全相反。为直观地阐述这个问题，下图展示了研究中两个人对酸酵种面包和白面包的血糖反应。如图所示，他们的反应基本相反。

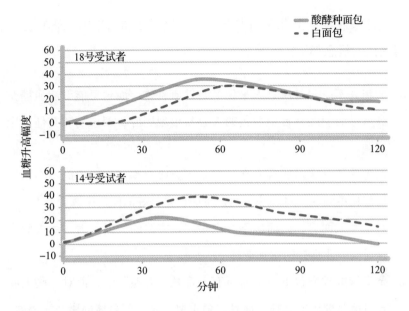

研究中对白面包和酸酵种面包产生相反血糖反应的两位受试者举例

（上图的受试者对酸酵种面包的响应更高，而对白面包的响应更低）

我们还注意到另一个有意思的趋势：饮食越复杂，人们血糖响应之间的差异就越大。例如，不同人对普通白面包响应的差异就不如对黄油白面包响应的差异大。由全麦制成的发酵食品酸酵种面包就更为复杂，所以对酸酵种面包响应的差异比对黄油白面包的差异大。人体血糖响应的最大差异发生在研究中最复杂的食物选项（黄油酸酵种面包）中。

最后，还记得本章前半部分那张展现受试者独特的微生物组结构及其对面包的个体响应的图片吗？结果证明这个信息非常有用，因为我们用这个信息开发了一种算法，只需要微生物组样品，不需要其他信息即可预测任一个体血糖对任一类型面包的响应。随着这种技术逐步普及，这在未来可能成为非常有价值的东西。（我们会在第 5 章更详细地讨论微生物组及其作用。）

从本研究中，我们可以形成对面包的若干有趣假设，这也是本书的核心内容，这些假设也会带入到本书所有其他研究和结论中。研究提示我们最值得关注的概念如下。

- 面包并不一定对所有人来说都是健康食物。面包可能引起血糖升高，进而使经常食用面包的人容易出现肥胖、糖尿病和其他健康问题。

- 面包并不一定对所有人来说都是不健康食物。面包可能不会引起任何血糖问题，对一些人而言可能也是良好的能量来源。

- 对一些人而言，白面包不一定是"有害"的，但对另一些人而言这可能并非良好的饮食选择。

- 全麦酸酵种面包不一定对所有人都是"有益"的，但对一些人而言可能是健康的选择。而且，最重要的是，就总体健康、幸福感、体重管理和疾病预防方面而言，没有适用于所有人的饮食规则。

丹尼尔·Ａ

我是魏茨曼科学研究所的一名研究生。自我记事起，面包就是我最喜爱的食物。儿时，我无法拒绝烤面包香气的诱惑。在我成年后，追求高品质的面包成了我和家人共同的爱好。作为一位"养生狂人"，我找到当地最豪华的糕点店，并成了那里的常客。完成一天的研究后，我会在回家的路上买一条新鲜的面包。我尤其喜欢手工烘焙的全麦面包，避免购买当地超市里廉价的工业生产的白面包。这种白面包绝不会进入我的家门，因为我知道这是真正面包的低劣而不健康的替代品。这在我认识的人中是一个共识。记得有一次我儿子幼儿园里的教师为孩子们提供白面包作为午餐，引发了强烈抗议。

我听说面包干预项目时，就报名参加了。我坚信健康手工全麦面包的优越性。几周时间里，我都能得到美味的手工烘焙酸酵种面包，这是用最精细、最健康的食材制成的面包。几周后，我必须食用劣质廉价的白面包替代品。这是为科学必须做出的牺牲……

然后，我就得到了结果。我惊奇地发现我对白面包的血糖响应远低于对健康定制面包的响应！我希望这是一个错误，但是，我食用"好"面包时每一天的结果都是一致的。可以确定，酸酵种面包会使我的血糖激增，而超市面包不会有这样的影响。一位幸运的实验室同事也参加了研究，却得到了和我完全相反的结果！难道我全都错了？这其中一点道理都没有吗？

针对这条信息，我伤心地缩减了公认的过量面包食用量，但是现在又有新的东西让我着迷了。我为这个"个性化营养学"概念所深深吸引，我迫不及待地想找出自己的身体（及其肠道微生物组）为我还准备了何种惊喜。

在研究前，我认为食物健康与否是食物的内在特征，结果表明这个观点只是部分正确。从人的健康状态、体重和年龄到个体微生物组特征等方面的独特差异是一个人对任一食物产生何种血糖反应的主要决定因素，这一点同样甚至更加重要。

对你而言，这可能意味着你应当完全改变自己的饮食方式，即你选择食物的方式。实际上，那些你认为对自己有害而一直在回避的食物可能对你没有一点害处。而你认为有益而强迫自己食用的食物反而可能对你的健康有害。这不是很好吗？你即将发现，我们的研究中很多人都是这种情况，这不仅改变了他们的饮食方式，同时也改变了他们的减肥方法、健康状态和生活方式。

欢迎阅读本书。我们将向你介绍一套全新的营养学范式，这与你的食物选择会产生何种影响有着密切的联系。只要理解这个理念，并知道如何让它为你服务，你的饮食将发生翻天覆地的变化。

现代健康问题

　　莎拉和大卫这对 45 岁左右的夫妇是我们的好友。他们上过大学，而且了解标准的健康"规律"，因为他们订阅了若干健康杂志，还在电视上观看健康相关栏目。他们还会经常与自己学历相当的朋友讨论健康饮食的秘诀和习惯，因为这个话题几乎能够引起所有人的兴趣。他们都轻微超重，但他们认识的大部分人也都超重，所以他们认为体重是一个紧急的健康事件。

　　他们仍然在努力减掉多余的体重。大卫有高血压，莎拉的医生刚刚告知她有患上糖尿病的趋势，所以他们努力避免多余的盐分、脂肪和糖。除了有些疲劳，他们大部分时间都感觉不错，而且因为他们的大部分朋友都有相同的问题，他们认为自己当前的生活方式可能会使他们保持健康，有希望长寿。

　　他们有时会熬夜回复工作邮件或观看最喜爱的电视节目，但大部分时间都会早起去工作。莎拉会为两人泡好一壶咖啡，并摆出一碗咖啡用人造甜味剂包，因为他们正在努力削减糖的摄入量。他们会用低脂牛奶冲麦片，因为他们曾经阅读过一些文章，说用粗粮做早餐很健康，可以避免摄入脂肪。他们饮食中热量和脂肪克数明显很低，他们对此很满意。

莎拉午餐时间一直在办公桌前工作，她会订一份不加奶酪或蛋黄酱的原味烤鸡三明治和烤薯片外卖，而大卫会和同事一起外出吃工作餐，为了减少钠的摄入量，他会点两卷不加酱油的寿司，并搭配一份无脂沙拉。他们都喝无糖饮料，目的是进一步减少热量和糖的摄入。工作一整天后，他们才回家一起享用晚餐。

大卫会烤鸡肉、鱼肉，有时也会做豆制素汉堡，而莎拉会准备一份无油藜麦沙拉，再开一瓶酒。晚餐后，他们会看几个小时的电视。莎拉很想吃冰激凌，但她会告诉自己不该吃；大卫则很渴望能享用一包咸薯条，但他不想使自己的血压状况恶化。

大卫会在电视机前睡着，但莎拉会熬夜整理房间，回复工作邮件。她上床时会感到饥饿，但也会为自己没有向"坏"食物屈服而感到得意。她希望在第二天早上，自己体重会下降一两斤。她决定起床后就立刻去量体重，第二天瑜伽课结束后再量一次。

大卫午夜醒来时，电视还在高声作响。他上床时，路过厨房，会吃下几片不加黄油或人造黄油的面包来缓解饥饿，然后再在床上躺上一个小时才勉强入睡。至少他还没去吃薯条！他想自己明天不太累的话，可以去健身房。

莎拉和大卫的生活方式是典型的现代生活方式。他们能够获得多种多样的食物，包括添加脂肪和糖的"堕落"食物，无脂肪、低钠或人工甜化的"良性"食物。他们有不错的工作和收入。舒适的家里配备了所有的现代便利设施，包括养生、娱乐设施，他们有着广泛的朋友和家人交际圈。还能通过工作和休闲活动接触到各种科技，也可以学习任何感兴趣的东西。他们拥有好几台电视机和电脑，都有智能手机，当然，也能随时上网，为自己对生活、健康和减肥等方面的几乎所有疑问找到答案。莎拉和大卫拥有各种机会。他们很聪明，受过高等教育，很幸运地生活在这个现代世界。

那么，为什么他们两个人都超重，并且有罹患严重慢性疾病的风险呢？

我们对健康有哪些了解

大部分人都很幸运，能生活在充满机遇和资源的 21 世纪。在人类历史上，当前我们学习和了解到的知识最多，从人类探索、研究和发现的产品及结果中获益也最大。

自从人类开始试图了解周围的世界，人类就在不停地进步，我们探索的时间越长，获得的知识就越多。从车轮的发明到重力的发现，从开车旅行到太空旅行，人类在不断观察、建立理论、发明、创新并推进知识的进步。

健康和长寿是我们取得显著进展的领域。人类乐于研究自己，所以我们拥有了更合理的营养、更安全的环境，并研发出高级的药物和手术干预方式来治疗疾病和创伤。我们能够理解何为维生素和矿物质，我们需要以何种量摄入何种营养来预防坏血病、佝偻病和贫血症等疾病；我们已经了解到钙能强化骨骼和牙齿，蛋白质能构建肌肉和其他组织；运动和抗力有利于形成力量和耐力，应该通过运动、伸展并举起重物来锻炼肌肉和强化骨骼；车内的安全带和用枪警示有助于减少死亡，大部分国家已经立法鼓励这些做法。

为预防和治疗感染——这种过去剥夺上百万生命的问题 [1]，我们现在有了抗生素，有了清洁的公共供水。医生能够采用手术、放射疗法、化学疗法及免疫疗法治疗癌症。为治疗心脏病，医生能够修复心脏中的血管使心脏跳动更多年。尽管我们的祖辈或祖先根本无法享用这些"奢侈品"，我们却将这些都当作理所当然的事情。

我们还在人类大脑衰老的机制等方面有了令人惊奇的发现。我们了解到在人体胃肠道内、皮肤上和每个非无菌的部位上孕育着数十亿的细菌，这些细菌对人体的健康和功能都有明显的影响。我们已经绘制了人体基因组，仅在10年时间内，DNA测序的价格下降了百万倍以上（如2001年，测定一套人体基因组序列的费用在10亿美元以上。现在，只需要不到1 000美元）。技术创新使得生物研究者从研究单一基因进步到能够研究整个生物系统内的基因密码，而且即将出现更多创新而有价值的技术。这是个令人兴奋的时代，我们每天都有新发现。

但是，这些进步都有一个阴暗面。就我们取得的成就和了解到的所有知识，尽管人类在健康方面取得诸多进展，但我们仍然见证着前所未有的全球化代谢性疾病发病率的升高，如肥胖症和糖尿病等，这令人惊奇。当科学已经掌握了如此大量的人类健康问题时，代谢性疾病的发生规模却是人类历史上前所未有的。

何为代谢性疾病

代谢性疾病是与人体将食物加工为能量的功能紊乱相关的所有疾病。这种功能紊乱会影响细胞进行关键生物化学反应的能力，涉及蛋白质（氨基酸）、碳水化合物（糖和淀粉）与脂类（脂肪酸）的加工、运输或吸收。这种功能紊乱最终可能诱导各种生物化学失衡，如胰岛素抵抗、高血压、高胆固醇和高甘油三酯。这些情况是肥胖症、糖尿病和心血管疾病的风险因素，也可能导致其他疾病，如癌症[2]、阿尔茨海默病[3]、帕金森综合征[4]和脂肪肝[5]。简而言之，代谢紊乱使人们处于早死和生活质量下降的风险之中，而这恰好发生在科学掌握了如此大量人体健康相关问题的历史性时刻。

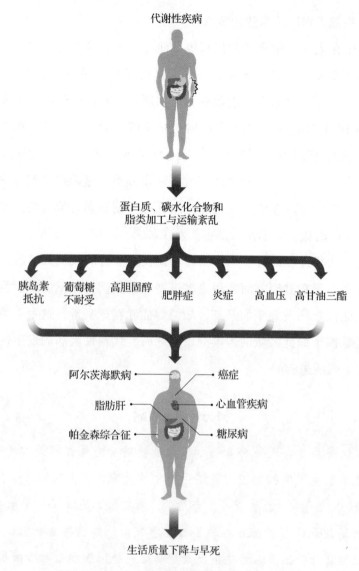

代谢性疾病的影响与健康后果

代谢性疾病非常真实而且常见。如果你生活在当今的美国，你超重的概率几乎为70%，肥胖的概率接近40%[6]。不只是美国人越来越肥胖。自1980年以来，全球的肥胖率几乎翻倍，2014年全球约有19亿成人超重，约占全球人口的 39%，其中 6 亿人为肥胖人群。实际上，世界上大部分人口生活的国家中，超重或肥胖症造成的死亡人数已经超过营养不良和饥饿造成的死亡人数[7]。

糖尿病前期的发病率接近 40%，糖尿病的实际发病率超过 9%，这个发病率在 2014 年 8 月以来增加了约一倍[8]。糖尿病通常在发病后很多年才能被诊断出来[9]。在发达国家或世界上其他任何地区，心脏病导致的死亡人数居于首位[10]。实际上，代谢综合征已经成为美国的流行病，即包括腹型肥胖、高胆固醇、高血压和糖尿病在内的疾病集合，自 2012 年 11 月以来已累及 1/3 以上的人口[11]，而且代谢综合征是心血管疾病的已知风险因素。

心血管疾病每年导致全球 1 730 万人死亡。全球死亡率最高的疾病是心脏病，其次是癌症，2017 年美国将新增 1 688 780 例确诊癌症病例（不包括两类入侵性最弱的皮肤癌）[12]。2012 年全球有 3 300 万人患有中风[13]。当今非酒精性脂肪肝是发达国家中最常见的肝病，其发病率已达到流行病水平[14]。20% 的美国人患有脂肪肝，其中包括多达 600 万的儿童[15]！

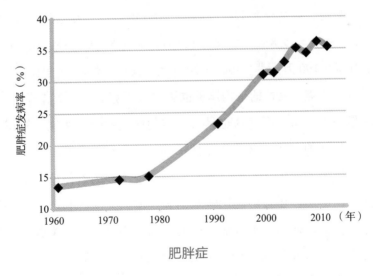

肥胖症

（20～74 岁成人发病率百分比）

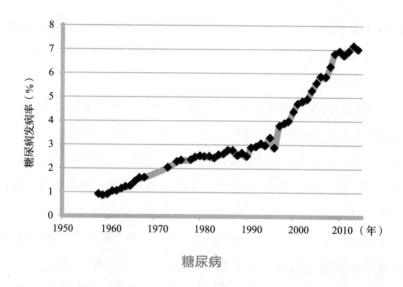

糖尿病

神经方面的疾病也是美国的严重问题。2016 年，500 万以上的美国人患有阿尔茨海默病[16]，100 万美国人患有帕金森综合征，每年新增约 60 000 病例[17]。

这种状况是前所未有的，极其令人担忧。仅在一个世纪前，人类的三大死亡原因是肺炎、肺结核和痢疾或肠炎。100 年后，三大死亡原因变成了心脏病、癌症和中风。1958 年，美国有 160 万人被确诊为糖尿病，而现在这个数字已经上升至 2 190 万人[18]。1960～2014 年，美国男性的平均体重从 75.3 千克上升至 88.9 千克，女性的平均体重也从 63.5 千克上升至 76.7 千克[19, 20]。

这真是一种不幸，而且这也具有一定的讽刺意味，在这个知识丰富而且医学进步迅速的时代，这些代谢性疾病的发病率却急剧上升，代谢性疾病会大幅降低患者的生活质量。我们已经知道能够通过简单的生活方式改变来预防这些疾病。尽管可能影响基因表达的人类遗传和环境因素是一种潜在的原因，但这种因素不可能有如此大的影响力，使人类健康发生如此巨大的变化。1990 年以来，全球人类寿命确实有所延长，而且感染性疾病导致的死亡人数在不断减少[21]，但是人类寿命的延长并不能解释代谢性疾病的流行。随年龄增长出现的慢性疾病发生率处于历史最高水平，而且并不只发生在年龄在 80 岁以上的人群中。令人痛心的是，下一代也处于较高的风险中，现在有 17% 以上的美国儿童患有肥胖症及相关健康问题，从糖尿病、高胆固醇到脂肪肝。我们在医学和其他健康领域取得了如此巨大的成就，是什么原因使流行病抹杀了这些成就呢？

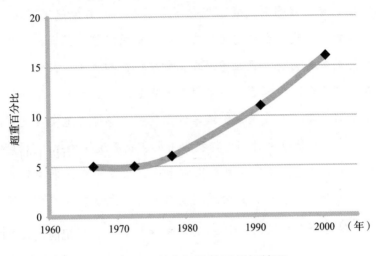

12～19 岁青少年的体重超标情况

我们认为自己得到了答案。我们认为，正是为人类带来诸多益处的进步导致了这种现代问题。进步意味着改变，有时是有益的改变，有时也可能是有害的改变。我们相信，也将证明一些环境和生活方式的改变导致了代谢性疾病发病率的上升，这些改变大部分是由科学、技术和工业方面的发展引起的。所有的便利性促使人们选择不利于健康、产生更多污染、在食物中添加更多人造成分、久坐的生活方式，还有低质量的睡眠及较高社交隔离程度的生活方式。而且，错误信息的疯狂传播（尤其是通过互联网的传播），不论是对科学理论的误解还是本身就是由错误的理论产生的信息，都会导致人们做出不利于健康的决定。

但是，我们也相信，科学虽然产生了这些错误，但也有能力纠正这些错误。通过审视问题和更好地理解面临的障碍，我们有信心得到解决方案。

盖伊·R

我从妻子那里听说魏茨曼科学研究所对个性化营养学的研究，决定报名参加这项研究。我当时超重，但并不了解自己的其他健康问题。之后，研究人员告知我，我的血糖响应异常，处于糖尿病前期范围内。我还发现通常食用的很多食物会使我血糖激增，如皮塔饼和大米等，但是，我喜爱的其他食物却不会，如啤酒、巧克力和鹰嘴豆沙等。我收到了一份根据检查结果制定的清单，并按照这份清单计划饮食。我惊奇地发现这竟然很容易，可能是因为这份饮食计划允许我食用很多我喜欢的食物。几周时间内，我就减掉了9.1千克，体重恢复到正常水平，血糖检查结果恢复到非糖尿病前期的正常范围内。这份饮食计划完全改变了我的饮食习惯，可能也帮助我避免了糖尿病之苦。

21世纪生活方式的变化：新颖而优化吗

我们并没有将过去传奇化，我们为处在科学进步的最前沿而感到自豪。但是，我们也专门研究过某些现代生活方式已经导致了一些健康问题。先来总结一下我们都体会到的一些生活方式变化，进而找出这些变化对我们的影响，以及我们应该如何面对这些变化，这些变化可能与饮食毫无关联。

睡眠有何种变化

我们的睡眠方式与以往有所不同。实际上，现代睡眠规律与我们祖先的睡眠规律已经有了明显的差异，只要太阳没有落山，祖先就会保持活跃的状态，日落后，会借助火光度过安静的几个小时，然后进行一次漫长的睡眠，直到太阳再次升起。这种睡眠规律符合存在上百万年并决定所有生命系统发展的光明－黑暗循环。但是，在不到200年的时间里（只是人类历史上的一瞬间），人类有了电灯和长途旅行，不再依赖自然光循环。这种迅速而剧烈的变化干扰了人体的生理节律，或人体所有细胞和器官中都存在的自然睡眠－苏醒循环。这种干扰已经导致了一些严重的健康问题，这些问题都源于电灯。

何为生理节律

生理节律即所有生命体（人类、动物，甚至植物和细菌）的体内节律，或睡眠－苏醒－进食循环。这种节律与太阳的24小时循环有关，作用基础是接触光线的情况。人类（或其他动物）具有先天的感光机制，主要通过视网膜[22]感知光线，视网膜会向大脑发出信号，影响这些体内"时钟"[23]。这也是人们在黑暗中容易疲劳，在光亮条件下容易清醒的原因（对于某些夜行性动物，这个规律恰好相反）。令人惊奇的是，大脑能够通过这种"时钟"来调节人体行为。过去20年里，科学研究已经发现人体内的每个细胞和器官都有其独特的时钟[24]。因此，我们体内一直有上百万个时钟在同时工作着，完美地互相配合实现每日不同时间的不同活动。大脑时钟（定义为中枢时钟）及上百万个所有其他时钟（定义为外周时钟）共同决定了人体的生理节律。

生理节律对人体有着多方面的影响，从发出睡眠－苏醒行为的内部生化改变，到构建整个人类社会的方式，大部分人会在早晨起床，白天去上班，当太阳落山时就开始准备上床休息。生理节律具有个体特征，可能受到遗传和行为的驱动，但也会逐渐顺应环境重大变化而进行调整。例如，突然改变个人习惯（如跨时区的长途飞行）会对人体的生理节律产生严重的干扰，但是不久之后，人体就会自动调节适应新环境的光明－黑暗规律，恢复其正常的生理节律。相比之下，值夜班的人其生活环境不断改变，这使人体无法顺应环境调整生理节律。即使他们在夜间工作，白天休息，也会暴露于相反的自然光循环之中。我们的研究和其他研究结果表明，长期生活在扰乱生理节律的环境中会使人容易产生严重的健康问题。

当今我们的工作和休息方式已经与祖辈有了巨大的差异，祖辈生活的环境中，夜间的光线只有篝火或烛光，早晨也不需要打开百叶窗和取下睡眠眼罩。相反，即使在午夜，电灯也能把我们的生活环境照得亮如白昼。在祖先们早已熟睡的时间，电视机屏幕、电脑屏幕和智能手机屏幕却使我们的双眼聚焦在光线上，大脑专注于工作或社交。自 1879 年发明电灯以来，我们对阳光的依赖程度越来越低，如果不考虑生理需求，在人文角度上，阳光的必要性也越来越低。我们不再被迫按照自身的生理节律生活。我们有了控制自己环境光线的能力（或环境光线有了控制我们的权利？）。而且，我们还能通过长途旅行的方式在几小时内就逆转光明 – 黑暗环境。尽管长途旅行导致的时差感并不舒适，但通常是可以忍受的，经常乘坐飞机者暴露于与夜班工作者完全相同的生理节律扰乱及其相关健康风险中。

当然，我们通过这种方式能够完成更多的工作，社交生活也可能更加有趣。尽管我们可以不论白天黑夜随时做自己想做的事，这种便利却令我们付出了巨大的代价。不论是日光、灯光还是屏幕光，各种光线都会干扰褪黑素的分泌 [25]。

大脑如何使人入睡

褪黑素是大脑松果体分泌的一种激素，有助于调节睡眠、苏醒及其他人体功能的循环。大脑功能与睡眠循环共用一部分神经递质系统，所以当睡眠受到干扰时，认知能力和代谢功能也会受到影响 [26]。有些人会服用褪黑素增补剂辅助睡眠，但是，这种做法能否近似模拟对阳光和黑暗的自然暴露仍然值得怀疑[27]。尽管有些人表示这种增补剂对自己有效，但尚无确凿的科学依据能够证明其有效性。

就像滚下山的雪球会越来越大，干扰褪黑素分泌会扰乱生理节律，进而扰乱一系列激素相关过程，这些过程的扰乱最终会导致疾病和功能失调。例如，已有证据表明，长时间值夜班人员（如医生、护士和士兵）的生理节律被扰乱与乳腺癌发病率升高相关，可能是由生理节律的扰乱影响雌激素分泌和雌激素受体功能导致的[28~30]。抑郁症和失眠症等心理疾病和神经退行性疾病，也与睡眠循环的扰乱密切相关[31]，而且，已证明生理节律的扰乱与重度抑郁症[32]及某些其他类型的抑郁症[33]发病率升高相关。免疫力、心血管疾病和很多其他健康问题[34]在生理节律扰乱的情况下也更易发生。最普遍的是，具有长期睡眠 - 苏醒循环生活方式的人群发生肥胖症、成年型糖尿病及其并发症的风险明显提高[35,36]。

生理节律扰乱会如何影响健康，这个问题引起了我们的关注，我们对这个课题进行了研究，尤其对微生物组（和人类肠道内的细菌，我们将在第5章对其进行更详尽的阐述）及其对生理节律扰乱的响应[37]。我们通过改变小鼠的照明和饲养条件，扰乱其生理节律，对经受模拟严重时差的小鼠进行研究。我们同时也对实际经受时差的人进行了研究，结果十分有趣。我们将更详细地讨论这些研究，但是最有意思的发现是微生物组（肠道内的菌群集合）遵循其本身的生理循环，这个循环与人体时钟同步。换言之，人体不仅受到自身生理节律的影响，同时也会受到肠道内细菌的同步生理节律的影响[38]。

我们知道这个问题中也包含遗传成分。我们的研究已经发现人体细胞中有些基因会起到时钟的作用。我们发现，如果从小鼠基因中敲除这些基因，微生物组的节律性就会消失。似乎这些内部时钟同时受到多种参数和多个健康问题的影响。

因此，扰乱人体的生理节律会扰乱人体微生物组中细菌的生理节律，这似乎是葡萄糖不耐受和肥胖症等与生理节律扰乱相关问题的主要起因。因为经受时差问题的人与夜间工作、白天睡觉的夜班工作者（不去任何地方给自己造成时差）具有类似的生理节律扰乱，我们认为这可能解释为何如此大量的夜班工作者会患上代谢性疾病[39]。夜间进食（夜班工作者必须做的事情）也会引起这种扰乱。我们的研究显示，把小鼠的进食时间改到白天（小鼠正常在夜间进食）时，他们的微生物组节律也会被扰乱。

换言之，宿主（小鼠或人类）的基因和生活方式（时差、夜班工作、夜间进食）均会扰乱生理节律并对微生物组节律产生影响，而扰乱微生物组的正常日间行为可能对健康产生严重的影响。

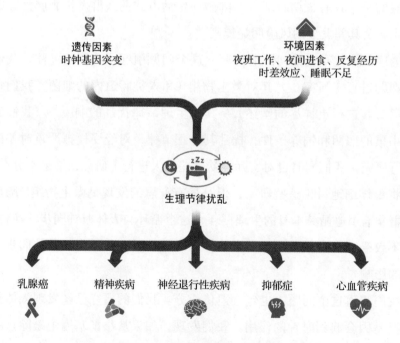

遗传因素
时钟基因突变

环境因素
夜班工作、夜间进食、反复经历
时差效应、睡眠不足

生理节律扰乱

乳腺癌　　精神疾病　　神经退行性疾病　　抑郁症　　心血管疾病

生理节律及其扰乱可能对健康造成的影响

蓝光干扰

光线会干扰生理节律,但光线的颜色对干扰的严重程度有影响。在电普及前,大部分光线都来源于太阳或火,这些光线含有更多的红光波。现在,人类接触到的大部分光线都来源于灯光,还有一种越来越多地出现在人们生活中的光线来源于电脑屏幕和其他电子设备,这些光线含有更多的蓝光波。据报道,90% 的美国人会在睡前几小时内使用某些电子产品[40]。因为与其他形式的光线相比,蓝光对褪黑素分泌的抑制作用更强[41],电灯和屏幕对生理节律的扰乱更加严重。烛光和火光等含有的更多红光并没有同样的作用,也不会诱导同等程度的觉醒,所以这些光线对生理节律的干扰更温和。200 年前,我们的祖先会在日落后围坐在烛光或熊熊燃烧的炉火边阅读或社交,而我们现在会躺在床上发消息、上网搜索信息、阅读电子书或观看电视,与祖先相比,我们的生理节律受到干扰的可能性更大。

另外,再想一想我们跨时区旅行的频率有多高,这是包括我们自己在内的很多人都会经常做的事情。2015 年,有 10 亿以上的人出境旅行[42],而在 1950 年,这个数目只有 2 500 万人[43],因此全世界范围内,时差对生理节律的影响也随之上升。研究表明,长期经受时差问题可能影响多种健康机制,从记忆力和认知功能[44]到肿瘤进展[45]。

如果你必须经常值夜班、跨国甚至跨洲旅行,该怎么办呢?如果你沉迷于电视、电脑或智能手机,该怎么办呢?有些事情可以自己控制,有些却无法控制,但理解自己与日光循环同步的苏醒 – 睡眠循环偏离太远时会发生什么,有助于了解自己的疾病风险。是否针对这个问题采取行动当然完全取决于你自己。我认为,尚无有力的证据证明某些疗法能够降低扰乱节律行为的影响程度,你可能已经听说过褪黑素增补剂、防蓝光屏幕和眼镜等"补救措施",但是,确实没有证据证明这些措施的有效性。当然,如果愿意，你也可以尝试这些方法，但是，据我们评估，最好的办法是在生活中尽量回归与自然节律同步，同时，掌握自己的睡眠方式和时间也有助于你更合理地安排自己的作息时间。

运动与久坐行为

如果我们多运动，就能吃得更多吗？也许如此，但问题在于大部分人平时的运动量并不足以改变什么。在工业革命之前，大部分工作都需要相对密集的体力劳动。后来出现了机器，之后又有了更先进的机器，代替了很多体力劳动，再后来又有了计算机。

即使在办公室工作前后去健身房运动一小时，运动量也远不及手工劳动工作的体力活动水平，更不用提外出打猎、搭建栖身之处、步行几千米取水或与其他人交流这种强度的活动了。当然，还有很多人在从事体力劳动工作，在其他因素等同的条件下，这些体力工作者患上代谢性疾病的概率较低。

同样，科技进步也带来了诸多益处。我们很容易生产出前所未有的产品和提供服务，乘坐汽车和飞机可以毫不费力地去任何地方，目前，需要付出大量体力劳动的人越来越少了。而且，过去工作对人的危害普遍更大。过去，很多人会因恶劣的工作环境和事故而遭受身体上的损害。很多农民、伐木工、矿工、渔民和制造业工人在工作时都没有安全防护措施，即使有，也是极其简陋的防护措施。直到现代，才出现了劳工保护、童工保护及安全优先权[46]相关法律。这些都是好消息。现代研究表明，虽然体力活动有益处，但高强度的体力劳动与较高的心脏病风险相关[47]。劳动强度大是很危险的。

现在，大部分美国人都在办公桌前工作。1970年，20%的美国人在办公室工作或进行很少的体力劳动，而30%的美国人的工作需要繁重的体力劳动。仅仅30年后，40%的美国成年人的工作只需要极少的体力活动，而只有 20% 的美国人的工作需要繁重的体力劳动。

但是近期研究已经进一步证明了久坐的危险性，把久坐称为"新型吸烟"[48]，因为研究表明，人们坐得越久，患上糖尿病、心脏病和肥胖症的概率就越高，甚至寿命也会缩短。

而且，人们还会花时间盯着无处不在的屏幕。仅仅在过去的 20 年里，屏幕的普及率及人们盯着屏幕的时间都有了大幅增长。1989 年，只有 15% 的家庭拥有连接互联网的计算机。2009 年，这个比例提高至 69%。对大部分人而言，一天的辛苦工作就意味着在电脑前、办公桌前坐 8 个小时或更长时间，中间有一次午休，所以大部分人的运动量都应该提高，而非减少。当一天结束时，大部分人会继续坐着，在电视机前、电脑前上网或社交，或坐在沙发上用智能手机。

持续的屏幕时间不仅可能对现代文化产生心理学上的影响，其生理作用也是不容忽视的。久坐的生活方式会引起健康问题[49]。研究证明，每天坐的小时数与较大的腰围、较高的空腹甘油三酯水平和胰岛素抵抗程度具有直接相关性[50]。

"但是我有肥胖基因！"

基因、突变及种种其他因素是与生俱来的，无法改变。但是，这不意味着基因决定命运或必然与某些特定健康结局相对应。

基因是某些疾病或状况的风险因素，如肥胖症。基因只能指示一种趋势，但无法预测命运。仅仅几十年前，肥胖症和糖尿病等疾病在全球远不及现在流行，人类的基因不可能在如此短暂的时间内发生巨大变化。相反，健康和体重是多种因素联合作用的最终结果：外部环境、内部环境（包括微生物组）和表观遗传学，或环境是否已激活某些基因及激活的程度如何。

各种作用互相影响，反反复复，产生的最终效应决定了人的体重、健康水平和是否患上某些疾病，相关因素如下。

- 基因影响疾病风险。一个人的 DNA 决定了其与生俱来的突变和变异，这些突变和变异会影响基因的功能。例如，如果负责产生分解乳糖酶的基因出现突变，就可能引起乳糖不耐受。但是，如果这个人只是少量甚至从不摄入乳糖，这种趋势永远不会显现出来。

- 遗传因素会影响微生物组，但影响程度不如你想象的大。近期研究（包括我们自己的研究）表明，在一定程度上，遗传因素决定了微生物的组成。例如，与异卵双胞胎相比，同卵双胞胎的微生物组更加接近[51]，异卵双胞胎的微生物组比普通兄弟姐妹的更加接近，兄弟姐妹的微生物组比无关个体的更加接近。但是，我们惊奇地发现这个影响其实很小。

- 遗传因素影响表观遗传学。研究证明 DNA 编码的程序决定了人体内基因激活的时间、位置和程度。

- 环境因素影响微生物组。研究表明，具有不同饮食习惯（饮食是环境因素的典型代表）的人拥有明显不同的微生物组。已知，细菌依靠人体摄入的食物生存，因此，营养的输入必然在很大程度上决定了微生物组的结构。

- 环境因素影响表观遗传学。我们知道环境和行为都会对基因活动产生影响，例如，温度、季节、睡眠和体力活动。

- 微生物组与表观遗传学互相影响。微生物组中细菌产生的分子和代谢产物（更小的分子）能够影响基因活动。反之，基因活动产生的代谢产物也会影响细菌活动。

- 微生物组与表观遗传学影响代谢性疾病风险。微生物组与基因产生的代谢产物间的反复相互作用同时也会影响人体内的代谢过程，包括可能提高代谢性疾病风险的过程，如脂肪的储存、利用和分解。

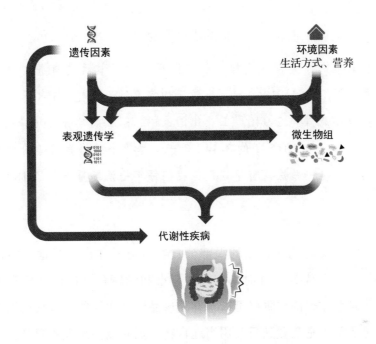

不同因素间的相互作用及其对代谢性疾病的影响

廉价而且供应充足……但这是食物吗

到目前为止，我们还没有讨论到食物，我们会在下一章对营养学方面的错误概念做详细阐述，但也要考虑，为了进步和实现有效而低成本地满足大量人口需求，食物体系发生了多大的变化。我们将讨论工业食品生产，虽然这种高科技（和高利润）体系为所有人制造大量廉价食品，有充分证据表明，这个体系同时也导致食品品质和纯度的下降。

我们对这个体系可做出的一项评价是：效率高。我们不再只能食用当季的或者居住地区附近生长的食物。我们随时可以从当地超市轻松地购买到来自其他国家和地区的食物和并非当季的食物，如佛罗里达的橙子、墨西哥的牛油果、南美的香蕉、以色列的圣女果或西班牙的蜜橘。

我们的进食量变大

发达国家中，大部分人摄入的卡路里超过了其维持自身久坐生活方式的需求量[52]。1964～1966年，全球平均每人每天消耗2 358千卡。2015年，这个数字跃升至2 940。工业化国家中，这个数字从1964～1966年间的2 940增长至2015年的3 440千卡。尽管卡路里直接等价换算成体重增长或降低这种做法还有争议，但我们每年的消耗量增长了180 000卡路里。

实际上，我们现在食用的大部分食物可能并非产自当地。当地食物十分罕见，甚至成为一种时尚，某些超市和健康食品店以当地食物为特色，使其成为只有特权阶层可以享有的珍品。即使那些尽量食用当地食物的人也通常无法完全做到只食用当地食物，除非他们想大幅限制自己的选择。虽然没有多少针对这种非季节性和非当地的食物结构变化的研究，但显然这种明显的变化已经对食物和人体（和微生物组）对食物的响应产生了影响。

工业食物体系的另一个关键方面是食物本身性质的变化。为提高产量、改善口感和外观，并帮助食物承受跨国或跨洲的长途运输，就需要对食物进行杂交和调控，所以过去的几百年里，最常见的食物已经被从各个方面进行了改造。例如，为更高效地生产肉类，通常会密集地饲养肉用动物，成百上千的动物近距离地生活在一起。这种密集的饲养方式使动物更容易发生感染，所以会经常饲喂抗生素来预防动物疾病和死亡。在美国，通常会用激素饲喂奶牛来提高牛奶产量或增加肌肉体积（虽然由于对抗生素的舆论压力，越来越多的养殖户选择不再采用这种方式）。同时，会对动物进行培育，提高奶和肉的产量，所以，经过多代选择性培育，动物的外观通常与前几代动物的外观有了差异，更加肥胖，肌肉更多，乳房更大，身体后部更高，使其能够适应挤奶机。

动物并不是唯一受到调控的食物来源。食物供应中普遍存在易于大量种植的常见植物源食物，如玉米、大豆和小麦，人们通常也会有目的地对这些食物进行不断培育，使其淀粉含量增加、糠麸含量减少而且口感更甜。同时，还将这些食物分解为高果糖玉米糖浆、小麦淀粉和大豆蛋白质等材料，在加工食品中使用，增加甜度、赋形，添加碳水化合物和蛋白质。人们通常会对植物使用杀虫剂，使虫害最小化，产量最大化。这些变化使更多的食物保质期更长、更加美味，但是这种加工水平是现代才出现的，我们还没能充分了解它对人类健康的影响。

如果能够摄入充足的蛋白质、碳水化合物和脂肪，且不过量进食，食物生长和生产过程中的变化真的那么重要吗？答案是未知的。不幸的是，尚无研究专门衡量各个变化的独立影响及其对健康的影响。但是，由于这些巨大的变化，我们认为潜在的影响（不论是负面还是正面，抑或是二者兼具）是存在的。

错误信息高速公路

　　现代世界的另一个变化也与健康相关，但是它与其他类型的进步差异巨大，这个变化更加普遍却又不太明显。我们认为意识到这个问题十分重要，所以专门用一章的篇幅来讨论这个主题。在你阅读某项科学研究，或基于科学研究的某篇文章或博客前，希望你能够阅读并理解这个观念：不能总是相信读到的信息或自认为了解的观点，更不要道听途说。

　　现代世界中，信息为王，但是，我们认为更准确的说法是错误信息已经占了上风。我们不认为信息的传播从未出现过问题，在当今这个时代，很难分辨真相，不论是世界时事、政治、当地新闻报道，还是我们所关注的营养科学。

　　现在信息的可及性超过之前任何时候，这有利于常识的普及。例如，患者比以前更加了解自己的病情，因为人们可以接触到大量资源来学习健康相关知识。正是因为很多人在网上检索健康、医学和营养学信息，所以学会如何最好地评估和使用获得的信息才十分重要。

首先要理解的是科学家正在研究这些问题。科学家知道、理解并且已经研究过健康、疾病和营养的很多方面，但是仍然有很多问题悬而未决。科学的工作并没有完成。不幸的是，悬而未决的问题并不能成为流行的头条或标题诱饵，所以人们倾向于形成这种印象：科学研究得到的答案非常严谨和完整，适用范围很广，但实际并非如此。

发生这种问题的原因显而易见。研究都是针对研究受试者进行的。与处于指定环境下一段时间内一组特定人群或动物相关的结果不一定适用于全部人群。例如，对小鼠的研究不一定能反映人体内的过程。例如，如果一项研究中，一组遵循低脂饮食的小鼠体重降低，并不代表所有人遵循低脂饮食后体重都会降低。有些人的确如此，但这种研究并不意味着明确地了解所有事情。

为此，大部分研究都会提出某种形式的警告，解释研究的局限性或确认研究得到的理论需要被进一步研究。人们当然可以推测研究结论的适用范围比研究本身更广，或因为有研究支持，研究结论就是事实，但这种推测不同于确证。研究规模越小，受试者与人类差异越大（如小鼠或果蝇），明确结果普遍适用于人类的可能性就越小。确定地了解某件事情是一个漫长而复杂的过程。除非是对人类进行的研究，而且研究规模很大（即便如此），研究结论也只能是假设，而不能成为事实。但是，因为我们喜欢简单、关键的信息和规则告诉我们怎样做，所以媒体对新发现做出的反应就是使试验性研究结果听起来像是事实，而且适用于所有人。这种情况是如何发生的呢，解释如下。

⌀ 有时研究过于仓促。虽然，在大部分情况下，研究者会尽量在研究已经完成且经过适当的分析（尽其所能）后，才会发表研究的发现，但某些情况下，研究者会被迫在研究成熟前就发表研究成果，因为他们的经费和晋升通常取决于成果发表是否成功。大多数情况下，科学工作都会经过匿名同行审议程序。

- 公开的科学文献并非全部都很严谨。研究者会在科学期刊上以一篇论文的形式解释自己的研究过程和结论。各科学期刊在质量和编辑发表政策的严格程度方面有很大差异，但大众媒体通常会忽视这种差异。

- 新闻报道可能会简化或过度解读已发表的研究成果。研究成果的发表通常被视为一所大学的展示平台，是吸引慈善家的有效方式。科学研究一经发表，研究者所在的研究所或大学一般会发表关于这项工作的新闻报道，而研究所的公关团队会施压，要求将新闻报道简化，只提供概要信息。这很容易诱导媒体以不完全准确甚至过度解读的方式来归纳和简化研究结果。

- 媒体通常会对听起来不错的新闻报道大肆宣传。记者收到新闻报道后，会进一步对研究结果进行归纳，使其成为能上头条的新闻报道。在很多情况下，记者并没有阅读过原始研究资料，他们的工作只是从新闻报道开始的。

- 热点新闻报道会在媒体上迅速传播，同时也在传播过程中被改变。如果报道真的十分有趣，那么其他记者就会在从未阅读过原始新闻报道的情况下对第一轮记者的报道做进一步演绎，更不用提阅读原始论文了。

- 营养学谬论的传播尤其迅速。在营养学这个大部分人都关注的领域，这种"连锁反应"最明显，毫不夸张地说，经常会出现一系列对科学发现报道得不准确的新闻头条。在某些罕见的情况下，新闻报道甚至在科学同行审议流程和出版前就已经发表，引起公众毫无依据的恐慌。举一个这种趋势的典型例子：有文章介绍，研究显示，在试管中丙烯酰胺可能呈现致癌性质。2002年，这篇报道在媒体上如野火般传播，声称含有丙烯酰胺的炸薯条和大米等常见食物可能致癌。这明显夸大了事实，但短时间内令人激动的头条已经遍布各处，引起公众毫无根据地恐慌。

观察性研究与干预性研究的对比

对不同类型的科学研究工作理解得越深入，就越能批判性地分析结论背后的真相。主要有两大类型的科学研究：一种是观察性研究（如流行病学研究），它是对大量人群进行的研究，涉及上百位甚至几千位受试者，而且通常研究持续的时间也较长，会对受试者随访几个月、几年甚至几十年时间。这些研究可能呈现有意思的趋势，但是其中也充满了混杂因素，其他情况可能影响研究结果，因为研究人群规模大和研究周期长，难以分离各个参数的独立效应。另一种是干预性研究。这种研究的控制更加严格，所以更容易显示因果关系（干预直接引起一种变化）。但是，这种研究通常规模很小，有时只有10位或20位受试者，罕有100或200名受试者的研究，即便有上百位受试者，也是小规模研究。而且，干预性研究的设计初衷通常是体现某种干预方法的益处，所以与有害效应相关的各种推论通常不是研究的关注点，可能并未加以控制。换言之，干预性研究更适用于体现某事物的有效性，而不适于证明其无效，尽管研究中出现混杂因素的可能性更低，但将结果推广至大规模人群的难度比第一种研究大得多。

行业利益

一旦涉及金钱，就更加难辨真假。涉及几十亿美元时，风险就更大了。

不幸的是，科学研究中会涉及大笔资金，尤其是当工业界参与资助研究时。如果富有的工业界资助科学家进行某项研究，期望得到工业产品（不论是食品、药品还是其他产品）的正面结果，科学家就需要承受巨大的压力，希望获得进行资助的行业期望的结果。

下面举一个这种偏倚的典型案例。近期的一篇报告表明，20 世纪 60 年代，制糖业联盟制糖研究基金会（现名为糖业协会）向三位哈佛科学家支付酬劳，要求他们对一篇关于糖和脂肪对心脏健康影响的研究综述进行曲解，强调饱和脂肪的作用，淡化糖的作用[1]。这篇综述已经在《新英格兰医学杂志》[2]上发表，尽管少有证据表明仅仅是脂肪与心脏病相关，但现在摄入脂肪而非糖才是心脏病的主要起因这种观点仍然得到普遍接受，这篇综述可能在这个观点的推广中也起到了一定的作用。

其中一位获得酬劳的科学家是 D. 马克·海格斯戴，后来的美国农业部营养部门负责人，他帮助起草的一篇文件属于奠定美国饮食指南基础的第一批文件[3]，而如果没有工业界的干预，这篇文件就不可能存在[4]。想象一下，如果你必须起草一份文件向全国宣传应该选择何种食物，而那些通过售卖你推荐或不推荐食物来赚大钱的人正是咨询委员会的成员。

这种对研究的影响在不断地发生。2015 年，有报道称世界最大的饮料生产商可口可乐已经与一组科学家合作，宣传糖与肥胖无关，实际上只是对龋齿有明显的影响[5]。另一个例子是，一项研究概要令人惊奇，研究表明食用糖果的儿童体重比不食用糖果的儿童低，而这项研究恰巧是由糖果企业资助的。[6] 每位科学家都知道，如果研究资助者在研究结果方面拥有既得利益，科学家就需要面临研究压力，得出的结论应该能上头条，而且要符合赞助方的底线最佳利益。这一切都与金钱相关，而非与大众健康相关。

食品政治

如果你好奇食品政策和食品工业利益对科学的影响，玛丽安·内斯特尔是不错的信息来源。可通过 www.foodpolitics.com 链接检索她的博客和著作。玛丽安记录了由食品行业资助的研究最终为该行业背书的数量。撰写本书时，最近的更新结果为 156 项支持，12 项不支持。[7]也许这并不令人惊奇，但当然也不会提高人们对科学的信心！

错误的科学

某些科学研究的质量问题也会影响科学结论的可靠性。除来自媒体和业界的压力外，科学家并不能总是获得其所需的所有信息，或者，作为人类，有时设计出的研究并没有考虑到重要的影响因素。研究的很多方面可能出现错误，或者在更深入地研究时，研究者发现之前的错误。营养科学研究难以进行，因为营养学的性质决定了一项研究难以获得适用于所有人的可靠结论。有如下很多种原因。

- 科学家不能无偿研究，必须有人资助研究。如果想进行一项大型研究，也许需要招募成百上千位受试者，那就无法把实际研究设计得过于复杂，否则成本会过高。参加人数的增多也会导致成本上升，可能只能测量少量指标，如年龄、性别或体质指数（BMI），也可能必须依赖受试者自我报告其进食情况，这种报告可能并不准确，尤其是在大规模群体中。但是，像这种衡量指标有限的研究并不能获得多少信息。

  另一种满足预算要求的办法是研究更多的参数，但招募更少的受试者。这种研究可以考察饮食干预的作用，如低脂与低碳水化合物的对比，但研究人数可能只有 10～50 人。这种研究可能对结果用处不大，或对大量人群的指导意义有限。即使这样的研究，通常也没有资金资助过真正的食物供应试验，食物供应试验中研究者能够对受试者进食的所有食物进行直接控制。一般只会指导研究中的受试者选择何种食物，而独立进食时却没有受到研究者的监督。受试者可能并不能清楚地知道如何遵循这种饮食方案，或者他们并没有遵循指导食谱。如果没有能够客观衡量受试者遵循食谱程度的指标，那么结论就不可靠。

食物很复杂。假设这是一项对比低脂饮食和低碳水化合物饮食的研究。如果研究人员告知受试者应该遵循低脂或低碳水化合物饮食，他们可能按自己的想法来遵循这种饮食，但是完全控制主要营养元素是很难做到的。很多蔬菜含有一定量的脂肪和碳水化合物。全麦含有脂肪；纯肉不含碳水化合物，但与其他任何东西混合的肉却含有碳水化合物。还有，"低"是什么概念？你可以计算碳水化合物或脂肪的克数，却无法一直控制人们实际摄入的食物、他们告知你的进食情况或他们认为应该摄入的食物，除非将这些受试者隔离，完全控制他们的饮食。但是，在现实生活中，这并不是一种好的做法，所以结果可能根本没有价值。还无法实际完全分离各种营养素。而且，有些研究声称结果是基于某些类别的食物获得的，但是，如果深入研究实际摄入的食物，你就会发现问题所在。例如，很多营养学研究用高脂鼠饲料喂食小鼠，小鼠体重增加，然后报告称用这种"高脂饲料"饲喂，但高脂鼠饲料的糖含量也很高。所以，是脂肪使小鼠体重增加，还是糖分中的碳水化合物使小鼠体重增加呢？如果鼠饲料都是很复杂的，设想一下多种多样的人类饮食又是多么令人困惑。

- 健康与体重很复杂。有很多可能影响健康的因素，包括长期体重。将各个成分对健康或体重的影响分离出来是极为困难的，但如果不分离就得出结论是不负责任的做法。例如，如果一个人遵循低碳水化合物饮食，体重会减轻，我们就可以确信这是食物中碳水化合物量降低或多种因素组合导致的吗？然后我们就可以将这个信息推广给大众了吗？实际并不能。但是，媒体知道我们想听到关于何种饮食有助于减肥的信息，所以，他们再次将研究的建议而非被确切证明的事实推广开来或基于此做出假设。不论错误的结论是由科学家、研究机构还是媒体提出来的，当这些错误的结论开始影响主流保健行为或政府政策（如创造食物金字塔）时，这些现象就可能对公众健康造成威胁。

- 科学在不断进步。科学并不只是一个数字游戏。你也可能把科学当作一种艺术形式。爱因斯坦说过，"解决一个问题也许仅仅是一个数学上或实验上的技能而已，而提出新的问题、新的可能，从新的角度去看旧的问题，却需要创造性的想象力，而且这标志着科学的真正进步"[8]。所有人都知道科学曾经"证明"了地球是平的，太阳绕地球旋转，直到有人敢于挑战这些观点，并利用更新颖和先进的科学技术来证明与此相反的结论。

　　虽然我们现在已经知道地球是圆的，但作为科学家，我们并不认为曾经科学家认为地球是平的是完全"错误"的结论。科学方法是直接的：首先收集数据，然后利用这些数据建立世界的模型。如果数据与模型一致，那么就可以认为模型是一种可能性。当然，也应该指出，如果其他模型也与数据一致，也是可能存在的。然后可以对已经不再一致的模型进行修改，或者改变解读方法。有时，科学的正确程度仅限于数据能够证明模型，但是新的数据能够证明模型是不确定的。这就是进步的过程。很难完全明确地证明某件事情。著名统计学家乔治·博斯曾经说过，"所有模型都是错误的，但有些模型是有用的"。我们承认我们建立的模型可能只是近似值，但即便如此，模型仍然能给我们启示。

上述观点同样适用于营养学。我们对人类营养学的了解在不断进步变化，而且过去的一些知识，尽管已经得到当时最先进科学技术的证明，但现在人们也可能证明这些知识的不准确。这并不是因为科学是错误的，而是因为科学在进步和演变。在另外一些情况下，人们可能会对模型进行改善，并不一定完全推翻，而是做进一步的阐述。之前的数据或之前建立模型能力上的局限性能够形成一个构想。有了新数据，人们有时可以对模型进行修订和改进，使其符合更新的数据。我们信任科学程序，尽管它有时并不完整，因为在我们已经获得的认识基础上，总是有空间值得继续进行研究。

我们又回到了这个问题：为何科学从未找到一种适用于所有人的完美饮食方案？有很多营养模型（素食主义、低碳水化合物、高脂、低脂）似乎互相矛盾，但事实上，如果以个体作为活动参数加入到模型中就可以解决这个表面上的矛盾，包括个体的遗传学、微生物组和环境。我们认为这些自称有效的多种模型确实是正确的，因为不同的模型对不同的人群是正确的。这就是改进现有营养模型的意义。

迄今为止，科学还没能发现个体对食物响应的差异程度。个性化营养模型并不能证明之前的模型有误，只能表明这些模型不够完整。爱因斯坦并没有证明牛顿的理论和定律有误，而是证明这些理论和定律只适用于某些情况。类似地，之前营养模型假定存在适用于所有人的单一饮食方案，我们认为这些模型可能适用于特定研究人群，但是与获得的更普遍的科学数据并不一致，特别地，不同的人对同样的食物有不同的响应，表明不可能存在适用于所有人的标准饮食方案。相反，我们提出的个性化营养学为营养科学提供了新的统一理论，这一理论能够从整体上与新出现的科学数据相符。

当我们开始涉足这片新的未知神秘领域时，非常高兴能与你一起踏上征程，向你展示如何纠正或反证我们曾经了解到的知识和曾经认为真实的营养学模型。这是改变过去对健康有负面影响的饮食行为的基础，我们有希望通过这种方式改变饮食行为，使其在未来对健康产生积极的影响。我们建立了新的科学模型，它有待你的发现，我们将向你展示如何利用这个模型，个性化设计自己的饮食方案，立即开始改善健康和生活。

第 4 章

CHAPTER4

你对营养学的了解可能有误

如果我告诉你，你自认为对营养学、健康饮食和节食减肥了解的全部知识有可能是错误的，会怎样？如果我告诉你，即使研究营养信息的科学家也曾经同样上当，会怎样？

西格尔博士的故事

我过去并不能保持健康的体重。在约 15 年的时间里，我的体重比现在重 40～50 磅[○]，BMI 在 28～29 之间，我的体重完全处于超重范围内，只比肥胖症低一两个点。这段时期包括我在以色列的本科学习期间、在斯坦福攻读博士期间、在洛克菲勒做博士后研究期间和刚刚在魏茨曼科学研究所工作的前几年时间。

你可能会认为我一定随心所欲地吃东西，毫不在意饮食指南和常识，

○　1 磅≈0.45 千克。

但实际上恰好相反。我非常重视养生保健，紧跟专业和实践方面的进展，这不仅因为我会阅读大量的健康方面的文献，还有一个原因是我的妻子当时成为一名临床营养师，她自己也是非常重视养生保健的。她会遵循普遍推荐的饮食指南，还无视我的喜好并将这些指南强加于我！

我当时的饮食非常符合美国饮食协会的推荐，很多人都认为我的饮食非常健康。我每天吃肉，大部分是鸡肉。食物大部分都是在家烹制的，我只是偶尔在餐厅用餐。我很少喝含糖饮料，但会喝大量的无糖饮料。我并没有过量饮食，一般都是按照自己的胃口情况进食。我会食用蔬菜，食用大量的低脂食物，包括低脂酸奶和脱脂乳制品。我会吃一些甜食，但并没有经常吃（一天很少超过一次，且定量食用）。我会注意能量的摄入，限制高卡路里和高脂食物，包括坚果和牛油果。我会限制自己食用蛋类和肝脏等高胆固醇食物，我每天吃两到三份水果，我会注意食物中的盐分，努力限制盐的摄入。我当时的运动量远远低于现在，但是，我还是会做些运动，可能每周运动一两次，比如和朋友一起打篮球。

理论上，我的生活看似非常健康。

而事实却与之大相径庭。尽管我非常注重养生，但超重问题一直困扰着我，我曾经多次尝试改善这个问题。我曾经节食过几次，其中有几次的方案是我的营养师妻子为我详细规划出来的。大部分节食方案都是基于卡路里限制法进行的，只是采用不同的策略。有些节食方案将脂肪的摄入限制到最低水平。我还曾经尝试过排毒节食法，比如五天只喝果汁的节食方案。有些节食方案有效，而有些并没有效果，即便体重有所下降，也总是会反弹回来。

埃利纳夫博士的故事

对我而言，我大部分时间都在对抗体重超标的家族史。我尝试了一种又一种节食方案，偶尔有些方案很成功，这些方案通常都需要对卡路里进行严格的限制。虽然这种方法能使我的体重迅速下降，但并不能与我的生活方式持续兼容，所以我从来不能坚持很长时间使用这种节食方法。在几个月时间内，我会逐渐放松标准，最后我会恢复到原来的体重，甚至体重比以前还重。

当我不节食时，通常会努力遵循我们都了解的推荐"金标准"：减少脂肪的摄入、食用更多的水果和蔬菜、削减糖的量等。但是，我从未感觉到这些饮食法则适合我，所以，我最后还是恢复到原来的饮食方式。

在我与西格尔博士校正个性化饮食项目计划、确定算法准确性时，我很高兴地自愿成为第一批"小鼠"。我当时体重超标，所以我认为参与实验不会有害处，也许还能了解到一些新东西。如我所料，即使空腹（晨起）时，我的血糖也处在 100 mg/dL 左右的"较高正常"范围内。（我们将在第6章更详细地阐述何种范围为正常、糖尿病前期和糖尿病。）然后，我进行了为期一周的试验，测试时正常饮食，同时用自认为"健康"的食品进行试验，包括面包、寿司和各种水果和蔬菜。我还尝试了多年来一直努力回避的食物：涂黄油的面包、冰激凌、啤酒和烤马铃薯。我非常好奇，想知道自己对这么多种类食物的反应。

在一周试验结束时，我惊讶地发现面包能够使我的血糖激增到恐怖的水平！其他几种食物也有这种作用，其中有些还是我饮食中不可或缺的部分，包括马铃薯、胡椒和糖精，多年来，我一直用糖精作为咖啡中糖的替代品（我平时饮用过多的咖啡）。当时，我每天还要饮用约 1.5L 的无糖饮料。我还惊奇地发现，不会使我血糖升高的食物：涂黄油的面包！如果食用冰激凌和寿司，适度地饮用啤酒（每天不超过一或两瓶），我的血糖几乎不会变化。

作为喜欢质疑的科学家，我反复对这些食物进行检测，结果仍然如此。

此后，鉴于我们已经完成了个性化营养学项目，我对自己的饮食进行了个性化设计。我不再吃面包和糖精，但是偶尔会允许自己吃冰激凌和饮用啤酒。过去三年里（我记忆中最长的一段时间），我能够控制自己的血糖水平和体重，而且不用放弃自己的嗜好。我希望我们持续进行的长期研究能够从统计学上明确证实，我做出的变化是健康指标改善和体重降低的原因，而其他人也能同样获益。

营养神话如何开始

当然，我们过去不只认为标准营养信息对所有人都是真实准确的。在我们很小的时候，人们都会教给我们基本的营养学规律，这些规律根深蒂固，让我们感觉不该质疑它。想象一下，有一屋子的孩子，听着和蔼的老师微笑着讲解。老师举着一份海报，海报上是简单多彩的金字塔或充满食物卡通形象的示意盘。大部分图像都是孩子们认识的食物：一碗碗的意大利面、麦片和大米，也有几条面包和几块饼干。胡萝卜和生菜、苹果和葡萄、一杯牛奶、一块奶酪、一份火鸡、一份牛排、一份鱼的图片代表了海报认为人们应该选择的食物，这些食物会让人强壮而健康。这堂课可能会这样讲："金字塔底部的食物（谷类）摄入量应该最大，金字塔顶部的食物（食用脂肪和添加的糖）摄入量应该最小。"[1]这传达的信息很明确：我们应该多吃谷类食物，削减脂肪和糖的摄入量，应适度食用中部的食物（蔬菜、水果、肉类和乳制品），至少我们接受的教育是这样的。

对大多数美国人而言，这种看似无害的课堂教育就是营养计划的开端，而且这种建议来自美国政府，所以人们更愿意接受这种观点。虽然有些人听到的是食物金字塔之前的版本，展示的是"五大食物组"，有些人听到的是食物金字塔之后的版本，展示的是我的餐盘示意图，没有食物的卡通形象，但这个建议已经多年保持不变了。由于这个建议来自政府，大部分人认为其依据应该是营养科学，而且如果按这种建议执行，应该能够保持良好的健康状态。不论饮食地点和方式，不论是大量家中烹饪的餐饭还是大量快餐和加工食品，我们都牢记这个教诲：食用的大部分食物都应该是谷类，如面包和意大利面，其次是大量的水果和蔬菜，最后是少量的奶酪和肉类，只需要少量添加食用脂肪和糖。这是所有人最佳的饮食方式。

很多其他国家也采用了美国的这些指南（虽然美国实际上是从瑞典引进的食物金字塔概念），甚至我们以色列的卫生部也采用了美国的指南。毫无疑问，这些基本营养学概念在全球范围内影响广泛。但这真是个好建议吗？或者更确切地说，这个建议真的是以科学为基础的吗？

这听起来是个好建议，不是吗？而且，这个建议在人们观念中根深蒂固。很多人不论听到多少相反的理论，都坚信谷类有益，脂肪有害。即使我们读到提出相反建议的研究，并按照相应的建议努力调整饮食（例如，如果我们尝试低碳水化合物或原始饮食），很多人都会认为这是错误的，因为相反的信息已经深入人心多年了。即使这种低碳水化合物、高脂肪饮食能产生良好的效果，例如体重减轻，血糖和胆固醇等健康指标改善，人们内心通常仍然对此持怀疑态度。内心深处有声音在问，"我这样做有损健康吗？脂肪有害，全麦有益"。最坚信低碳水化合物的人有时也可能会怀疑："那些培根和不加圆面包的汉堡真的有害吗？"即使面对精力不足或高血糖的矛盾证据，严格的低脂素食主义者也可能感到内在的安全感，认为自己的饮食最有利于健康。因为所有人都知道低脂是最好的。

事实真的如此吗？

不幸的是，真正的答案（和生活中的很多答案一样）是非常复杂的。为验证个性化概念，我们需要做的第一件重要的事，就是停止假定我们知道任何东西普遍有益或有害。只有我们暂停评判脂肪、糖或谷类甚至蔬菜有益或有害，我们才能找出真相。暂不考虑所有先入为主的概念，先来回顾一下，过去几十年里，奠定我们生活中的营养习惯基础的饮食指南，检查这些指南是否真的是基于严谨可靠的科学起草的。

事实证明，这些指南的依据根本不是严谨或可靠的科学。

特别地，在起草美国的饮食指南时，并没有进行而且至今也没有进行过随机对照的研究，将政府批准的饮食建议与其他饮食方案进行对比，或严格地评估这些建议对疾病发生率和疾病风险因素的影响。此类研究可能获得更确切的结果，但是，在进行研究之前，我们不能认为政府的健康饮食指南能够维护所有人的健康。这些建议可能对一部分人有益，而可能对一部分人无益，甚至实际上对一部分人有害。所有人都应当食用推荐分量的谷类吗？所有人都应该食用推荐分量的肉类或乳制品吗？所有人都应当按照指南建议限制糖类和添加油脂的摄入吗？所有人都应该每天吃那么多水果或蔬菜吗？人们应该遵循推荐的饮食方案，但食用量各不相同吗？增加蔬菜？减少水果？增加或减少脂肪、蛋白质或谷类？我们只是没有证据支持或反驳这些情况，所以我们为何被灌输这些观点呢，似乎要成为法律了？

史蒂文·A

作为执业家庭医生和糖尿病前期患者，我一直遵循美国心脏协会推荐的饮食，并向患者推荐这种饮食。我住在一个小镇上，我50%以上的患者饱受代谢性综合征症状的困扰，包括肥胖症、血糖紊乱和胆固醇过高。我指定的饮食方案很少能获得积极的长期响应，但是，我被告知这是最佳的饮食方案，我只是将这个信息传递下去。

多年来，我都将其归咎于患者不依从我的饮食建议。后来，当我意识到自己需要减肥，并尝试推荐给患者同样的饮食建议时，我才意识到问题所在。我的健康和体重不仅没有改善，我还发现坚持遵守"规则"是极为困难的。

读到一篇关于个性化饮食项目的文章时，我就被吸引住了。我的同事们正在讨论这个项目，我很想知道这能否为患者和我自身的问题带来有价值的信息。我发现这个项目需要测量血糖，所以我决定自行尝试这个项目。我到当地折扣店买来了一款便宜的血糖仪，开始测量自己对不同食物的响应。我震惊地发现，我对自己的身体竟然知之甚少！我喜爱的丰盛（且我之前认为这是有益心脏健康的）意大利蔬菜汤会使我血糖升高，而经常同时搭配食用的面包不会。这与我的猜测完全相反！而且，橙子会使我的血糖达到顶峰，而苹果不会！

我不禁想知道：对于不同人会对不同食物有不同响应这个如此基础和根本的健康问题，难道我们真的熟视无睹吗？我衷心祝贺有如此重要发现的科学家，并希望不久后这种个性化方法就可以普及。普及后，我肯定会为美国的患者制订这种方案。

如果政府的饮食建议不是来源于科学，那么这些指南从何而来呢？其中一些概念的科学依据不够严谨、由食品行业资助或只是范围有限而无法推广（如前一章所述的各个方面）。而且，起草指南的人员中有食品行业的代表，人们购买和食用某些食物的行为决定了他们的经营状况。他们当然会努力游说，将自己生产的食物放在指南的突出位置，因为如前所述，金钱创造偏见的能力很强。讨论各种类型食物起起落落的过程及其原因的复杂历史并不属于本书的内容，如对这个话题感兴趣，可以阅读加里·陶布斯的《好卡路里，坏卡路里》、玛丽恩·内斯特的《食品政治》和丹尼斯·明格的《食物金字塔杀手》。

真正需要知道的是，我们必须透过食品政治令人迷惑的障眼法和误导性的表象看到问题的本质，了解人们真正的饮食方式及其健康状况。这样一来，就可以发现有利于人体健康的饮食范围十分广泛。也有极端例子：有些非洲人的食物大部分是淀粉，而因纽特人摄入的大部分是脂肪。全世界各种文化中也有很多较为适中的例子。法国人摄入大量的膳食脂肪，而心脏病发病率却很低。而有些人却没那么幸运，例如，芬兰人也摄入大量的膳食脂肪，而心脏病发病率却排在前列。

蕾切尔·K

我几年前就被确诊为糖尿病。营养师指导我只能食用特定类型的复合碳水化合物。参加魏茨曼研究所的研究项目后，我发现营养师推荐的粗粮糙米能够使我的血糖激增，几乎每次都是如此。这令我十分震惊，我开始质疑其他建议。我开始对自己的食物有了更多的了解，决定食用不会引起血糖激增的食物。这使我发生了巨大的变化。我能够更好地控制自己的血糖，并最终能够明显降低抗糖尿病药物的剂量。感谢你们给予我如此重要的启示！

实际上，迄今为止，还没有一种适用于所有人的最佳饮食方案。有些人会告诉你地中海饮食、原始饮食、亚洲饮食或素食是最好的，也分别有各种研究项目表明这些饮食方式都有益。但是，人们从未对这些饮食方式进行过个性化研究，虽然这些饮食显然对一部分人（甚至很多人）有益，却不能推广至所有人。

我们确实知道，从饮食文化较为传统的国家搬迁到西方饮食盛行的国家时，人们的体重通常会有所增加，也会出现更多的健康问题[2～4]。正如饮食专栏作家迈克尔·波伦的《为食物辩护》一书中的名句，"人类这个物种已经能够适应各种各样不同的饮食，并且依靠这些饮食健康地生活，而不论其定义如何，西方饮食似乎并不属于此类饮食"。研究表明，美国饮食是"西方饮食"中最差的表现形式，尤其当从肥胖症的发病率考察时[5]。我们认为，这也许是因为美国饮食从政治和利益中诞生，而非基于传统的食物可及性或科学形成的。

如果我们能够对所有无全面科学依据的健康建议进行质疑，食物金字塔及其后继者和所有广泛宣传的饮食指南就不会潜伏如此之深了。但是，研究显示，人们更倾向于遵循已公开发表的饮食建议，尤其是来自联邦政府的建议。

例如，早在 2012 年，美国心脏协会和美国糖尿病协会就联合建议，应饮用无糖饮料来代替加糖饮料，这有利于减肥和养生。此后，无糖饮料的产量（我们从该统计数据中推算消耗量）稳步提升，尽管现在研究（包括我们的研究）明确表明，对于很多人而言，人造甜味剂对减肥和养生具有不利影响[6,7]。

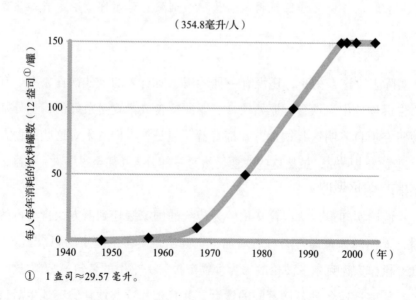

① 1 盎司≈29.57 毫升。

美国无糖饮料的年产量

我再举一个例子，1977 年，政府提出建议，脂肪有害，谷物有益，人们就开始降低脂肪的摄入，增加谷物的摄入。在此期间，即 1971～2006 年间，男性肥胖症的发病率从 11.9% 提高到 33.4%，女性从 16.6% 提高至 36.5%。源于碳水化合物的能量从 44% 提高至 48.7%，源于脂肪的能量从 36.6% 降低至 33.7%，而源于蛋白质的能量从 16.5% 降低至 15.7%。这种变化似乎并不大，但这些数据是每日的平均值，如果按月或年的累积量计算，就有了很大差异。例如，对于每日摄入 2 000 千卡的人而言，每日源于碳水化合物的能量增加 5%，就等于每日源于碳水化合物的卡路里增加 100 千卡，每月源于碳水化合物的能量增加 3 000，或每年增加 36 000！对于体重正常、超重和肥胖组人群而言，趋势相同，但三组（体重正常、超重和肥胖组）人群中总能量摄入量均明显增加 [8]。

人们会相信各种缺乏科学依据或无法用科学明确证明的事物，如鬼、外星人接触者、野人、严重疾病的各种整体"治愈"疗法……和普遍适用的饮食规律！其中很多信念都有利于心理健康、有娱乐作用或至少是无害的，而且有些缺乏科学依据的信念甚至可能是真实的，只是尚未得到证明。（也许真的有外星人……我们谁能确定呢？）科学还有很多工作要做，目前也有很多科学尚未发现或证明的事物。但是，当大多数人相信无科学依据的事物时，如某一饮食理论，而这些信念与科学相互矛盾（如糖无害或人造甜味剂是减肥的好方法）或至少遭到科学的质疑（如高脂饮食会导致心脏病）时，这些信念就会对人们的健康和寿命产生深远的影响，那么，这就成为一个问题，甚至对公众健康构成威胁。

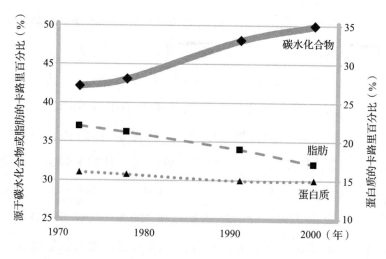

20～39岁成年男性主要营养素摄入量的变化

任何一个人在不了解自己读到或听到的健康建议是否真实可靠（或对其自身而言是真实的）的情况下，就决定遵循这些建议，这可能对其自身健康构成风险，这种风险与前文所述的类似，只是规模更小。在你并不知情的情况下，你正在遵循的饮食方案或正在吃的食物可能对你有害。可能你认为有利于健康的食物起到的作用恰好相反，可能提高疾病风险甚至引起肥胖症。

不幸的是，这正是营养学的现状，人们读到一些观念，不去求证是否适用于自己，就开始相信并遵循这些观念。人们会宣传这些观念，其他人也会开始相信，很快，所有人都开始禁食果汁或戒食水果或除去麸质，自始至终，这些观念并没有事实的支持。我们认为，过去几十年里代谢性疾病发病率增长的主要决定因素之一就是基于未经证实的信息改变饮食方案。

因此，在建立新的营养学范式前，必须先废除原有的范式，我们应该先浏览一下普遍营养学观念，为何这些观念都不是基于科学建立的或为何是错误的。

普遍观念 1：1 卡路里就是 1 卡路里

理论上说，饮食规划中常用到卡路里这个术语，卡路里实际是指一千卡，即将 1 千克水的温度提高 1 摄氏度所需的能量。测定食物卡路里的老方法是将食物置于浸入水中的密闭环境中，使其燃烧，测定水温的上升情况。现在食物中的卡路里含量是由专业人士（或用计算机程序）计算的，根据 1 克蛋白质（4 千卡）、碳水化合物（4 千卡）和脂肪（9 千卡）中已知的卡路里含量，并考察各种食物中主要营养元素的含量（一定量食物中蛋白质、碳水化合物和脂肪的量），然后计算获得。可以在卡路里指南或卡路里计算网站或手机应用上查找食物的卡路里含量，这些数据就是用上述方法计算得到的。

卡路里计算在很多减肥方法中都很常用，其依据的概念是，如果摄入 100 卡路里，然后再燃烧 100 卡路里，那么就可以"达到平衡"，体重不会增长。但是，对一份特定食物的客观卡路里评估与个别人体消化和利用卡路里的方式差异巨大。尽管"卡路里收支平衡"这个古老的观点仍然是一种减肥方法（发现这种方法反复出现时，我们总是感到很惊诧），科学早已证实，所有卡路里在人体内具有相同的运转方式这个概念过于简化，是认识的误区。

例如，一项随机临床试验显示，人们遵循高脂饮食或高碳水化合物饮食，均可达到同样的减肥效果，代谢性综合征的多个方面均出现类似的改善（如血糖和胆固醇水平）。但是，该研究最值得关注的一点是，低脂饮食组摄入的卡路里显著超过高脂饮食组[9]。如果不论食物来源如何，1 卡路里总是等于 1 卡路里，那么低脂饮食组的人体重的降低幅度应该更大，但结果并非如此。对于卡路里是决定体重降低的唯一决定因素这个观念，有众多研究对其提出质疑，上述研究只是其中一项。

人体加工食物的方式不同，从同一食物中提取出的能量的量不同。这是多种因素导致的，个体健康状况、年龄、体重、脂肪和肌肉量及人体消化系统的工作效率，包括消化酶的分泌效果等因素。不同的人用于消化的能量不同，不同的人也有不同的消化效率。卡路里量无法考虑所有个体变量。

微生物组的组成也会影响能量的提取，因为每个人都拥有独特的微生物组环境（见第 5 章），所以，人们提取能量的效率各不相同也是合理的。例如，我们了解到，已有研究证明，与苗条人群相比，肥胖人群微生物组从食物中提取能量的能力更强。肥胖人群从食物中获得的能量（卡路里）多于苗条人群（已在小鼠实验中证实这一点[10]）。卡路里只是其中的一个方面，每餐大量进食（大量能量），超出人体的能量需求，长此以往就有可能导致体重增长。但是，大多数人单次大量进食并不会造成长期的体重增长，而且卡路里并不是决定体重增长、体重降低或健康的唯一因素。

营养学：你需要什么

营养学很复杂，如果不复杂，我们就都知道该吃什么食物，也就有了定论。但是，我们已经知道，有些东西所有人都需要。不论你遵循何种饮食方案，该方案应该包括以下营养元素：

- 脂肪——辅助维生素的吸收并提供能量。血糖过低时，人体也可努力从脂肪中获取能量。
- 盐——保持血液中的电解质平衡。
- 蛋白质——帮助细胞和肌肉的生长和修复。
- 纤维素——保持消化系统顺畅运行。
- 维生素和矿物质——辅助人体发挥数百种功能，如修复细胞损伤、构建骨骼，并辅助器官发挥功能。

你可能对没有列出碳水化合物感到诧异。虽然人体很容易将碳水化合物转化为葡萄糖供应能量，但严格意义上讲碳水化合物并不是人体所必需的。一些文化下的群体和其他很多人主要依靠脂肪和蛋白质生存，只摄入少量甚至不摄入碳水化合物。虽然这种饮食方式很难遵循（也可能并没有必要，除非试图在无任何碳水化合物的环境下生存下去），当然，这在生理学上是可行的。

普遍观念 2：所有脂肪都有害

脂肪有害可能是传播最为广泛的营养学误解，也是近年来对人类健康负面影响最大的误区。这种观念认为，如果摄入大量脂肪，就会肥胖。但是，事实并非如此，或并非总是如此。科学研究证明，当卡路里保持在相同水平时，高比例的脂肪比高比例的碳水化合物更有可能诱导体重降低。而且，这并不适用于所有情况，但总体上，平均而言，脂肪在体重降低方面更有优势。

近期流行起来的低碳水化合物和原始饮食开始改变了很多人对脂肪的看法（或至少使其开始转而反对碳水化合物）。大部分人仍然认为摄入过量的脂肪会导致体重增长和疾病风险增加，尤其是心脏病。美国心脏协会也持这种观点，营养师也是这样告知客户，超市也突出强调这种概念，而食品公司则以零脂肪产品为傲。大部分人用低脂或脱脂牛奶来代替全脂牛奶（对于饮用牛奶的人而言），如果随便询问街上的普通人，肥美的上等肋排和藜麦沙拉中哪一种更有利于健康，可能大部分人都会选择藜麦沙拉，即便自己更喜欢上等肋排。持续的文化制约作用强化了我们长久以来的观念：脂肪有害。

这种观念已经深植于文化中，人们读到相反的观点时（相反的观点有很多证据支持），就会很难相信，"这感觉不对"。因为，人们从儿时起就反复听到这种信息，所以人们感觉自己知道脂肪有害。这种观念已经灌输给人们了，这种制约作用难以打破。即使已经开始接受低碳水化合物生活方式的人也承认自己对遵循这种饮食感到不安。食用这么多肉类和黄油真的没问题吗？在某些时刻，我们难道不总是必须付出代价的吗？

事实是：声称所有脂肪有害是不准确的。这是一种过于简化的观念，并未得到明确的证实。有些研究的结论似乎是脂肪有害，但如果仔细阅读，就会发现，研究通常包含其他因素，如高卡路里和高糖饮食，并未能充分分离脂肪成分。很多脂肪相关研究是在小鼠和大鼠体内进行的，不一定能可靠地推广应用到人类。近期一篇综述对高脂饮食对小鼠影响的研究进行了总结，包括 2007 年发表在知名科学期刊上的研究。综述显示，这些研究的描述不够精确，因为研究中使用的高脂饮食中含 60% 猪油、20% 蔗糖和 29% 牛奶蛋白，同时，也是高糖高蛋白质的小鼠垃圾食品[11]。声称脂肪导致小鼠的认知问题、肥胖症或其他健康问题时，忽略了这些问题也有可能是蔗糖或牛奶蛋白导致的这个事实。此外，研究中对照组小鼠的饲料是富含大豆蛋白质的标准小鼠饲料，所以豆制品中的植物雌激素也可能影响对照组结果的准确性。更重要的是，对照组的设置并不严谨，因为对照饮食必须与"高脂"饮食在除脂肪含量外的其他方面完全相同，才能真正地分离出脂肪的影响。饮食的其他部分并不相同，导致结果更加值得怀疑。这只是未充分分离测试因素的错误科学研究的一个例子。由于干扰因素过多，难以得出脂肪的可靠结论。但是，孩子们在校园里学习营养学时，甚至成年人在阅读普及的饮食建议时，我们无法理解这类研究的错综复杂和局限性。我们只是被"灌输"了脂肪有害这个重要信息。

使事情更加复杂的是，脂肪有很多类型。如果没有指明讨论的脂肪类型，说"脂肪有害"或"低脂有益"并不合理。不论从字面上看还是从生物化学角度看，培根中的脂肪与一瓶菜籽油、一份薯条、一滴冷榨橄榄油或一个椰子中的脂肪并不相同。

例如，有充分证据表明人造反式脂肪（将液态脂肪转化为固态脂肪的工业加工方法）对健康有害[12]。但对于其他类型的脂肪，例如牛排、橄榄油、坚果和种子等饱和、单一不饱和或多不饱和脂肪酸含量较高的脂肪，结果就十分复杂。研究显示，不同类型的天然脂肪与疾病风险具有不同的关联。[13, 14]

一项研究表明，饲喂额外猪油或橄榄油（主要含长链饱和脂肪酸和单一不饱和脂肪酸）对小鼠产生不利的代谢作用（如肥胖症和胰岛素抵抗），但饲喂椰油和鱼油（主要含多不饱和植物脂肪或中链饱和脂肪酸）[15]对小鼠并无负面影响。另一项研究表明，尚无证据证明饱和脂肪酸与研究期间任何原因的死亡或与心血管疾病、缺血性中风或Ⅱ型糖尿病有相关性，而工业反式脂肪却与上述所有风险相关[16]（食品药品监督管理局（FDA）现已限制在食物中使用反式脂肪）。

以脂肪为主的饮食也有各种不同的作用，甚至有大量研究表明，这些饮食有益而非有害。很多研究对比了低碳水化合物（被认为属于高脂饮食）和低脂（被认为属于高碳水化合物）饮食对人类减肥或心脏病风险的影响，结果表明低碳水化合物饮食与低脂饮食同样有效，甚至效果稍微好一些或明显更好（各研究结论不同）。[17]高脂饮食与心脏病相关的可靠证据也很少[18]，但是也有很多研究显示，低碳水化合物和地中海饮食（均为典型的高脂饮食）的减肥效果更好，能够普遍改善胰岛素敏感度和空腹血糖。[19]

元分析有助于考察这些趋势。元分析是指对其他多项研究结果进行分析，获得综合结论的研究。因为元分析的基础是大量的数据和较长的随访期，获得的综合结果优于单次研究。研究中经常引用的经典长期研究有护士健康状况研究[20]和弗雷明汉心脏研究[21]，因为这些研究含有从大量人群样本中收集到的长期数据。其中很多研究显示，与低脂饮食相比，脂肪含量较高的低碳水化合物饮食减肥效果更佳，且能够改善心脏病的风险因素，如提高HDL胆固醇（已知能够降低心脏病风险的胆固醇类型）、降低甘油三酯（甘油三酯偏高与心脏病风险具有相关性）且能够降低心脏病的发病率[22, 23]。

从流行病学角度看，研究人员并没能证实膳食脂肪与心脏病发病率之间的关联。因此，如你所见，脂肪可能没有那么糟糕。你一定是接受了美国心脏协会等有影响力的机构的建议，坚持少油少盐的饮食（下面很快就讨论到盐的问题了）。值得称赞的是，美国心脏协会近日修订了指南，推荐食用一定量的脂肪，但不鼓励食用饱和脂肪、反式脂肪、钠、红肉、甜味剂和加糖饮料。他们还特别推荐非热带植物油[24]，这在一定程度上更加符合当前的研究（尽管这个主题的研究仍然有很多不同的结果）。这表明指南的态度已经开始缓慢地转变，尽管要面对食品行业的反对和当前科学研究的落后。

同时，明确宣称脂肪绝对适用于所有人也过于简化。脂肪可能对一部分人造成的伤害比其他人严重，而且也有证据表明某些类型的脂肪会导致炎症、氧化应激、胰岛素抵抗[25]、心脏病和认知能力降低[26]。还有证据表明，极端的低脂饮食能够逆转一部分人的心脏病进展[27]。但是，这不意味着对所有人都是如此。

上文并不表示"脂肪总是有害的"，也不能证明"脂肪总是有益的"。一般而言，可以肯定，大部分研究表明脂肪总体上对大部分人（或小鼠或大鼠）无负面影响，但某些类型的脂肪可能对大部分人（或小鼠或大鼠）产生负面影响，尤其是过量摄入时影响更大。这可能听起来有点让人困惑，但是你很快就会发现这是一种巧妙而准确的观点。

一粒（或两粒）盐

很多人食用高盐食物时都会有负罪感，因为他们认为盐分会使所有人的血压升高，从而增加中风和心肌梗死的风险。但是，对 58 项钠对血压影响研究的元分析表明，对健康人而言，钠摄入量对血压的影响可忽略不计[28]。实际上，盐分对正常细胞功能具有非常重要的作用，人体拥有多种调节血液中、细胞内和细胞周围钠浓度的机制。钠浓度过高时，细胞就会分泌排泄盐分；浓度过低时，就会从血液中摄取更多的盐分。这些过程已经经历了数十亿年的进化，能够在复杂的人体内发挥作用。尽管，确实有可能一部分人对盐的敏感度高于其他人，但这决不能成为对这种必需元素执行统一饮食法则的理由。

普遍观点 3：高碳水化合物和低脂饮食有害

正如无研究明确证明高脂饮食对所有人有害，也没有确切证据表明高碳水化合物饮食对所有人有害。首先，大部分食物都含有碳水化合物，如糖、水果、谷物、含淀粉的蔬菜，即使不含淀粉的蔬菜也含有碳水化合物。证明低碳水化合物饮食更有利于减肥和预防疾病的研究比证明低脂饮食更有利的研究多，当然这只是我们的个人看法，这并不代表碳水化合物有害。这只能表明，碳水化合物中卡路里百分比更高，不利于一部分人减肥和预防疾病。即便碳水化合物不利于大部分人减肥和预防疾病，也不表示碳水化合物对所有人都有相同的效果。每项研究中，总有一部分参加者的受影响方式不同于大多数参加者，包括成功的低碳水化合物研究和低脂研究。

有较多的研究表明低碳水化合物型饮食有益，当然也会有研究表明，低脂饮食更加有益，尤其是与标准美国饮食或其他特定饮食模式（如"糖尿病饮食"）进行对比时。其中的一些研究，在一定条件下，高碳水化合物饮食有助于大部分人减肥并能够改善健康指标。更有独特的研究表明，高碳水化合物、极低脂饮食能够逆转一部分人的晚期心脏病。仅对减肥而言，高碳水化合物饮食可能对很多人而言效果不佳或起效不够迅速，但这种饮食可能对另一部分人的效果很好。

而且，也许这一点更加重要，当然没有证据显示富含碳水化合物的食物（不区分不同类型的碳水化合物，只作为整体分类）在任何方面有害。可以证明精炼糖和精制谷物对很多人的健康有害，但考察全谷物、水果和蔬菜的影响时，我们就更加难以证明这一点了，因为这些食物同时还含有大量的营养素和纤维素。

不幸的是，低脂饮食研究中有很多不够严谨的方法，高脂饮食研究也是如此。例如，很多对低脂饮食进行的研究同时包含了卡路里限量或减量。到底是低脂肪饮食还是卡路里限量有助于减肥或产生了改善健康的效果呢？如果无法把这些因素分离出来，就无法确定这些效果是由某一种因素还是两种因素（低脂肪和低卡路里）相结合引起的。但是，正如上文所述，很多将低脂高碳水化合物饮食与低碳水化合物高脂饮食进行对比的研究都得到了极为类似的结果。尽管有研究表明，低脂或高碳水化合物饮食比高脂饮食更有利于减肥、稳定血糖和心脏健康，尤其是对于糖尿病或葡萄糖不耐受患者而言[29, 30]，同时也有很多其他研究（如上节所述）的结论恰好相反。

尽管低碳水化合物饮食在一部分研究中占了上风，但 12 个月以后的差异就基本持平，而且，对一些案例，低碳水化合物饮食者出现胆固醇水平升高（尤其是"坏"的 LDL 胆固醇）[31]，而高碳水化合物低脂饮食者有时也出现体重降低和胆固醇、甘油三酯和血压水平的改善。有时，尽管其健康指标仍有改善，高碳水化合物低脂饮食者也会在 3 年后体重恢复到高于原体重的水平。[32]

表明低碳水化合物饮食比高碳水化合物低脂饮食的减肥效果更佳的其他研究并没有采用真正的低脂饮食。相反，这种饮食通常将脂肪含量限制在 30% 左右，接近标准美国饮食中的量（一般认为 50% 的卡路里源于碳水化合物，15% 源于蛋白质，约 35% 源于脂肪），因此，研究结果并没有用真正的低脂饮食进行实验获得的结果那么有说服力。对多项研究进行的一项分析表明，"有确切证据"证明极低脂饮食（源于卡路里的百分比低于15%）能够降低饱和脂肪酸、饮食胆固醇水平和体重。[33] 另一项研究显示，用多不饱和脂肪酸代替饱和脂肪酸时，胆固醇水平有中等程度的改善，大幅减少全部脂肪的摄入时，会出现更加显著的改善。[34]

那么不同类型的碳水化合物又如何呢？如前所述，水果、蔬菜、谷物、糖和玉米糖浆都属于高碳水化合物食物，但研究表明，膳食纤维摄入的增加有助于降低肥胖症和糖尿病的风险 [35]，而糖摄入量的增加会提高因心脏病死亡的风险 [36]，而以玉米糖浆形式摄入精制碳水化合物量的增加与糖尿病风险的提高有相关性 [37]。一项研究对已完成的研究进行了综述，结果表明根据观察性研究，全麦摄入量通常与疾病风险的降低具有相关性，尤其对于心脏病、糖尿病和癌症，及体重管理和消化健康，但其他研究并不一定能证明这种作用 [38]。有大量研究证明摄入糖分的有害作用。尽管鲜有证据表明蔬菜或水果对人体健康有任何负面影响（而且我们知道，果蔬中含有的多种化合物对人体具有保护作用），却又有大量证据表明糖和精制谷物（如白面）对健康有不利影响，如死于心脏病的风险增加 [39]，易患糖尿病 [40,41]，及为癌细胞提供养料。糖与癌症之间的相关性是一个陈旧的理论，现在又重新流行起来，因为有针对癌症预防和康复的最新研究对血糖和胰岛素在癌细胞代谢中的作用进行了考察 [42]。

如你所见，碳水化合物非常复杂。关键点在于，科学文献报道称，富含脂肪的低碳水化合物饮食能够改善很多人的体重和健康指标，而富含碳水化合物的低脂饮食也可能有利于另一部分人体重和健康指标的改善。从某种程度上看，同时有证据支持两种饮食方式，就相当于没有证据。最终又回到了我们的理论：尽管研究平均值能够发现一些趋势，而对这种变异性的解释却在于个体间的差异——低碳水化合物饮食可能对一部分人有效，高碳水化合物饮食可能对另一部分人有效。

但是，如果对主要营养素的所有判别都是无意义的，又将如何呢？我们认为，根据我们的研究，可能没有人需要特别的低脂肪或低碳水化合物饮食。因为，其中很多研究都是对少量人进行的，在判别哪种主要营养素具有哪种作用及哪种饮食策略更具有优势方面，人的个体差异可能产生较为随机的结果。仅仅因为各个小规模研究中，每个人对食物的反应不同，一项研究可能表明结局 A 更具优势，而另一项研究则可能更倾向于结局 B。相反，也许人们只是简单地需要确定哪种碳水化合物、脂肪和蛋白质最适合自己。

膳食胆固醇是否有害

你可能还记得几年前，蛋类协会资助的宣传活动声称，现在食用蛋类又安全了。蛋类几年来的起起落落大多是因为其胆固醇含量，当然，蛋类并不是膳食胆固醇的唯一来源。大部分动物来源的食品都含有胆固醇，而且很多医生，尤其是心血管科医生都花费很多时间提醒患者避免膳食胆固醇，尽管胆固醇是人体，尤其是大脑的重要组成部分。

虽然仍有很多人认为膳食胆固醇有害，并限制自己的蛋类和动物制品的摄入量，因为他们担心胆固醇过量，而实际上，科学家早已证明这个观念有误。无证据表明饮食中的胆固醇会影响血液胆固醇水平。人体能够产生胆固醇，并对其水平进行调节，而这与胆固醇的摄入并不相关。也许可能找到不吃蛋类、牛排和虾类的理由，但血清胆固醇绝不是其中一项理由[43]。

普遍观念 4：节食有效

在很多情况下，节食在短期内对一部分人有效，不论是限制卡路里还是控制主要营养素的摄入（如低碳水化合物或低脂饮食）。如果节食后体重降低或感觉改善，你就能了解到这一点。但是减肥效果能保持下去吗？感觉改善就能够持续下去吗？有证据表明，一般节食的效果都不会很好。可能体重能够降低，但可能恢复到原体重或接近原体重。下图描绘了极低卡路里饮食、标准饮食（非特定饮食，可能是任何饮食方案，如营养师提出的饮食方案）及运动加节食几种方法的减肥效果。如图所示，所有方法开始时体重都有所降低，但最终体重都会恢复到接近原体重的水平。这个结论让人感到失望。

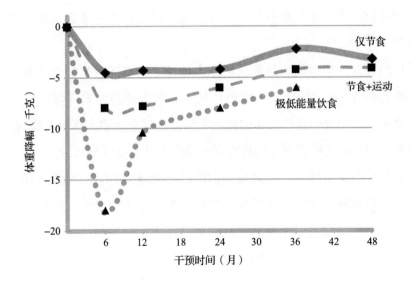

至少完成 1 年体重管理干预的受试者的平均体重降幅

（基于对 80 项研究的综述（N=26 455；18 199 位完成干预者（69%））

开始时，大部分的减肥策略都有明显的效果，但几个月后，效果就会达到平衡。例如，大幅减少食物的摄入（如遵循极低卡路里饮食）通常具有最强的初始效果，但是，在大部分情况下，几年后，体重就会恢复到原来的水平。

近期《超级减肥王》这个电视栏目中对参加者的研究进行了高度曝光。研究参加者的体重都在栏目录制期间通过运动和卡路里限制法产生大幅降低，但研究显示，这种体重降低诱导其身体降低代谢速率，甚至直到 6 年后，参加者的代谢水平仍然很低，以致无法与从未超重的类似体重者摄入等量的卡路里[44]（研究将其称为"持续性代谢适应"）。

其他研究表明，在很多情况下，节食是最终体重增加情况的稳定预测因素，但无法预测体重降低情况[45,46]；节食是青少年体重增加情况的重要预测因素[47]；暴饮暴食和其他饮食失调的发病率随节食次数的增加而升高[48]。

我们近期一项研究的结果非常令人惊奇。我们证明节食者的肠道微生物（微生物组）能"记住"人体曾经超重，所以即使体重降低之后，微生物组也不会改变成为苗条人体的微生物组。这就会影响人体对食物的反应，促进节食后体重的反弹。我们将在下一章中对此进行详细讨论。

对节食的又一项重要误解是人们没能遵循节食方案。当然，有时确实如此，但根据我们的经历和研究，我们认为，很多情况下，人们都在遵循节食方案，但节食仍然无明显效果或最终体重反而增加。很多人尝试了一个又一个流行的节食方案，期待找到对自己有效的良方。但是，什么能有效果呢？这似乎取决于个人对节食方案的耐受性如何，能否遵循节食方案的指导，能坚持多久及其生活方式的改变是否有效。

另一个问题是很多饮食方案的定义并不明确。例如，遵循"低碳水化合物"或"低脂"饮食的同时，仍然可以以加工食品为主要食物，极少摄入营养丰富的食物。也许，遵循"低碳水化合物"或"低脂"饮食的同时，可能选择营养丰富的食物。理论上，可以遵循素食主义饮食时，每天都吃奶酪通心粉，也可能在遵循严格素食主义饮食时，以素曲奇和炸薯条为主要食物。也可能，在遵循素食主义或严格素食主义饮食时，选择蔬菜、加工程度最低的粗粮及冷榨植物油和有机水果等富含纤维素和蛋白质的植物类食物为主要食物。

类似地，理论上可能在遵循原始饮食，但主要食用廉价的肥肉和加工椰制品制成的糖类，也可能在遵循阿特金斯饮食法时，以培根、无面包汉堡和奶酪为主要食物。可能你也在遵循阿特金斯饮食法，但主要食用非淀粉性、营养丰富的蔬菜和极少量的高品质肉类蛋白。

也可以设想一下，排除某一类食物的饮食中的主要营养素含量。例如，一般认为地中海饮食为"低碳水化合物饮食"，而这种饮食方案中如果包括大量的水果和淀粉性蔬菜，就可能富含碳水化合物。一般认为严格素食主义饮食为"低脂饮食"，如果这种饮食方案包括大量的植物油、坚果和牛油果等油性食物，就可能富含脂肪。这都取决于选择的食物，所以以各种名义的饮食作为减肥策略没有意义。

最后（也是最关键的），显然有些饮食策略对一部分人有效果，而对另一部分人没有效果。一部分人以脂肪为主要能量来源能健康生活，而另一部分人则不同。一部分人依靠植物性饮食即可保持健康，而另一部分人则在遵循含有大量动物蛋白质的饮食时感觉健康改善，体重降低更多。有些人不需要太多食物，而另一些人食欲旺盛，摄入更多卡路里的同时体重并未有更多的增长。如下图所示，图中显示了在一组人群中试验两种独立饮食的结果。第一种饮食对所有人都毫无效果。第二种饮食对一部分人有效，而使另一部分人体重增加。我们没有办法知道哪种饮食干预措施对你有效。而且用这种方法来折磨自己是否值得呢？

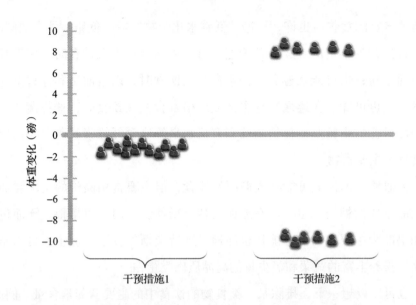

具有类似平均作用的两种饮食干预措施，但对参与者的效果差异较大

塔米·E

我十分疼爱我的两个孩子，总是尽最大努力为孩子们提供健康平衡的饮食。我会花几小时在网上检索、咨询朋友并为上二年级的女儿和上幼儿园的儿子准备午餐。孩子们幸福健康也很活泼，但8岁的女儿和家里的很多人（以及班上的很多孩子）一样超重。

我爱人和我都认为这是遗传的，但事实是我们家族中只有前两代有体重问题。我听到一篇全国新闻报道称，儿童时期的肥胖与成年后的健康问题具有相关性，我开始担忧起来，感觉应该为此做些什么。毕竟，连前第一夫人米歇尔·奥巴马也持这种观点。我不知道该如何应付这个问题。按照营养学规律，我女儿的饮食非常健康，而且她很活泼，还参加了足球队。让这么小的女儿节食显然是不合适的。

后来，我又在全国新闻报道中听到了个性化营养学，这给了我很大的启发。我开始用家用血糖仪测量自己血糖对食物的反应，我很惊奇地发现自己对食物的反应与预期完全不同。例如，咖啡使我血糖激增，而燕麦曲奇却不会。香蕉能使我的血糖激增，而西红柿不会（我曾经读到过，很多人食用西红柿后血糖都会升高）。我之前保持自己和家人饮食健康的计划眼睁睁地被推翻了。

然后，我想，如果曾经认为健康的食物实际对我并没有好处，可能这对我的家人也是如此。我迫不及待地想学会如何用这种方法改善我们全家的饮食。

这些营养学误区真正向我们展示的是，虽然营养学信息很有意思，但普遍的营养学规律并非对所有人有效。具有充分科学依据的信息与其他具有充分科学依据的信息之间的相互冲突并非是由饮食方法或食物造成的。这是因为，尽管科学在努力寻求适用于所有人的饮食方法，但实际并不可能找到这种方法，因为每个人对不同食物都有不同的反应，不存在适用于所有人的饮食策略。

但这也是个好消息。这意味着，对很多曾经尝试过各种饮食方案，最后失败的人而言，还有成功的希望。有可能饮食方案不起作用的原因是，这个方案不适合你。食物响应和个性化营养学就是解决如何为保健和减肥选择饮食方案这个问题的答案。大部分饮食方案都从错误的角度来解决这个问题——食物及其中的营养元素。我们需要考察人体本身及使每个人对食物产生独特反应的因素，才能解决饮食的问题。为此，我们来仔细研究一下人体内的情况，以便更好地理解为何每个人都会产生独特的食物反应。

肠道内的宇宙：为何这个宇宙
如此重要

　　1883 年，一位名为玛丽·玛伦的 15 岁女孩从爱尔兰移民到美国。她为很多家庭提供家政服务，1906 年，一位富有的纽约银行家查尔斯·亨利·沃伦在纽约长岛北岸的蚝湾酒庄租住，聘请她做厨师。这一年的夏天和初秋，11 位家庭成员中有 6 个人患上了伤寒症。当时，伤寒症的死亡率约为 10%，患病人数如此之多，十分令人担忧。

　　这家人聘请了一位名为乔治·索珀的清洁工程师来调查此事。首先，索珀怀疑罪魁祸首是淡水蚌，但并不是所有患病的人都吃过淡水蚌。最后，他找到了真相，他于 1906 年在《美国医学会期刊》（JAMA）上发表了这项调查结果，结果表明，玛丽·玛伦是美国历史上第一例健康的伤寒沙门氏菌携带者，而她自己只患有中等程度的伤寒症。

　　但是玛丽否认自己是传染源。她几乎从未生过病。被指责为传染源时，她并未生病。她无法相信是自己导致了这一切。但索珀对此十分确信。他发现玛丽·玛伦曾经在 8 个不同的家庭做过厨师,其中有 7 家爆发过伤寒症,导致 22 人患病,甚至其中有人因此死亡。

这一年,伤寒症在纽约流行起来——约有 3 000 位纽约人患病,而其中大部分病例都与玛丽·玛伦有关。在没有抗生素(直至 1948 年才出现)的条件下,这种流行病是非常严重的。索珀说服纽约卫生署和警方,强制玛丽·玛伦配合粪便样本检测。她逃跑了,但人们最终还是找到了她,取得了样本。结果明确证明样本为伤寒沙门氏菌(引起伤寒症的微生物)阳性。玛丽被隔离在北兄弟岛上一家医院附近的小屋里。她曾经试图起诉卫生署,但最终还是失败,被隔离了 2 年。

医院试图治愈玛丽。他们用缓泻剂、啤酒酵母和名为乌洛托品的尿路灭菌剂等方法对她进行治疗,但都没有效果。医生们想切除她的膀胱,因为他们怀疑细菌是从膀胱中脱落而来的,但她不同意这个手术。在这两年中,她的 163 份粪便样本中有 120 份结果为阳性,但不幸的是,并没有人向她充分解释这些情况,所以她一直坚信自己被俘虏,应该被释放重获自由。

1910 年,在一位富有同情心的新上任卫生署官员的帮助下,玛丽终于被释放,但前提是她从此不再做厨师工作。但是,玛丽并没有服从这个条件。她更名为玛丽·布朗,很快就在曼哈顿的斯隆妇产医院找到一份厨师工作,在短短 3 个月的时间内,她就导致 25 人感染,包括医生、护士和医院工作人员,其中 2 人死亡。被发现时,人们将她称为"伤寒玛丽",并通过报纸的卡通画对她进行强烈的谴责。她声名狼藉,又被遣返至北兄弟岛上隔离,并在此后的 26 年中一直在这个地方与世隔绝,直至 1938 年去世。

至玛丽去世时,纽约卫生部门已经又发现了 400 例伤寒沙门氏菌的"健康携带者",但玛丽·玛伦是唯一被强制隔离的携带者。"伤寒玛丽"共导致 125 人感染伤寒症,其中有 5 人死亡。[1]

这是一个悲剧，但对我们很有启发：肠道内的细菌对人的生活、健康和周围人群的健康具有强大的影响。其中一些细菌甚至可能使你自己或其他人感染伤寒。其中大部分细菌都是有益的，与人体和谐共处。这部分并不是由遗传因素决定的，这只是一个伴随因素。但你可以使微生物组向促进有益细菌生长、抑制有害细菌生长的方向发展。

细菌是坏蛋

20世纪初，伤寒症这种恶性疾病有成千上万例患者，得益于卫生状况的改善，现在伤寒症患者已经没有那么常见了。美国每年报告的伤寒症病例数不到400例，其中大部分患者都曾经去过墨西哥、南美和印度等不发达地区。[2]

尽管现在伤寒症已经不是什么问题了，但是，我们还需要对抗其他细菌问题。其中最致命、传染性最强的是艰难梭菌（C. diff），艰难梭菌能够导致胃肠道的严重感染，引起腹泻、严重腹痛、发热，甚至死亡，感染主要发生在住院患者体内。2011年，仅美国就发生了29 000例艰难梭菌死亡病例，即使没有死于艰难梭菌，细菌也会使患者饱受折磨，严重影响生活质量。患有克罗恩病或其他肠道炎症等结肠疾病的患者、结直肠癌患者、老年人和服用广谱抗生素等特定药物的人群感染的风险尤其大，但艰难梭菌可能感染任何人。我们可以用抗生素治疗艰难梭菌，但也有一些患者的耐药性极强，已经无药可救，科学界正在努力寻找更好的艰难梭菌治疗方法。

谁住在人体的肠道中

人体的肠道是40万亿微生物细胞的栖息地，包括多达1 000种不同的微生物物种。实际上，肠道细菌的细胞数量约等于人体自身细胞的总数。如果只按细胞数量计算，身体可能只有一半属于你自己[3]，人体自身细胞数量只有 30 万亿[4]。

人体的内生微生物大部分为细菌，但也有病毒、真菌、寄生虫和其他微生物，这些微生物都有其独特的 DNA，数量约为人体自身基因的 200 倍[5]。总计约为 25 000 条人类基因和约 500 万条细菌基因！虽然科学家耗费大量时间研究人类基因，但这些人类基因只约占人体携带遗传物质多样性的 1%。我们还未能了解大部分微生物基因的作用，这真是一个令人振奋的新研究领域。（虽然对人类基因的研究已经持续很长时间，我们仍然没能理解很多人类基因的作用。但是，我们才刚刚开始研究人体内上百万细菌基因的性质和作用。）

微生物生长在人体表面和体内，包括所有人体与外界相互作用的地方，如皮肤、口腔、肠道、呼吸道和泌尿生殖系统。我们将这个系统称为微生物组，所有人的上述身体部位都有微生物组。但是，直到 20 世纪 90 年代末，人们才普遍认识到微生物组的存在[6]。人体内的所有微生物组中，肠道中的微生物组是最复杂多样的，也在生理学上具有最重要的意义。相比而言，人体的内部（血液系统和内脏）基本没有微生物组，或至少没有其中的大部分微生物。一般认为人体内部是无菌的，除非微生物通过伤口或感染进入人体内部。

粪便中的微生物物种

近期 DNA 测序技术的进步使得我们有可能开始研究微生物组。因为粪便中的大部分固体物质都是细菌，人体微生物组中细菌遗传物质的分析样本来源于粪便。人的一生中，体内的微生物组中的细菌都在生长、繁殖和死亡。在一天内，有 10% 的肠道微生物脱落，人体通过粪便将其排出，所以研究粪便是考察细菌遗传物质的好方法，也有助于确定任一给定时间内肠道内的微生物组种群。

一般粪便的组成为约 75% 的水分和 25% 的固态物质，固态物质具体包括以下成分：

- 未消化的纤维素和固化的消化液成分（30%）；
- 细菌（30%），包括有益的和有害的；
- 脂肪（10%～20%）；
- 无机物质（10%～20%）；
- 蛋白质（2%～3%）。

对微生物组的探索

19 世纪 80 年代，奥地利儿科医生西奥多·爱舍里希同时在健康儿童和腹泻患儿的肠道菌群中观察到一种细菌（后被命名为大肠杆菌（E. coli）），这是微生物属于人体系统一部分的首个科学证据。

诺贝尔奖获得者和当代免疫学的创始人之一艾利·梅契尼科夫是一位在早期就开始关注微生物组的科学家。19 世纪末的一天，他用老式光学显微镜观察一份新鲜的粪便样本，惊奇地发现其中充满了无数活菌。他意识到这是"世界中的世界"，可能对人起到极为重要的作用。他开始每天饮用一杯酸奶，认为这样就可能改善自己的肠道微生物。他还发表了一篇题为《延长寿命：乐观研究》的文章，并在文中推测，这些微生物有可能延长人类的寿命。当时，还没有办法研究梅契尼科夫观察到的微生物。微生物学界正在集中精力对抗"坏"致病菌，直到近一个世纪后，也就是 20 世纪 90 年代后期，人们才认识到微生物组对人体健康的重要作用。

从科学家有能力采用先进的遗传技术广泛研究这些细菌开始到现在只有大约 10 年时间。其中很多细菌都非常"娇弱"，因为这些细菌需要特定条件才能繁衍生长，无法在人体之外生存。例如，有些细菌为专性厌氧微生物，即在正常空气的氧气浓度条件下就会死亡。我们还无法在人体外培养这些细菌进行研究。2006～2007年，DNA测序技术的进步使得测定粪便样本中肠道细菌总含量并对其进行测序成为可能，用这种方法就可直接对其中的微生物进行鉴别，无需对微生物进行培养研究。这个进步使微生物组学成为最令人鼓舞的科学研究领域之一。近期，出现了微生物组学新研究的爆发（见下图），我们自己也忍不住为此而激动。如本章所述，我们在受微生物组影响的几个关键领域有了新的发现，并发表了相关文章，这些微生物组的影响着实令人惊奇。但是，这个领域活跃且正在不断发展，我们并不是关注该领域的唯一课题组。很多科学家都正在研究微生物组的方方面面，如质量、功能和影响等。

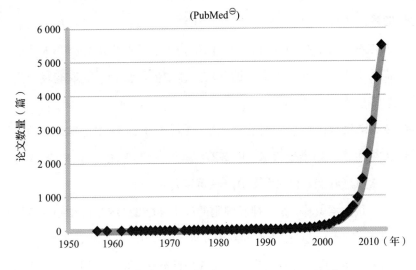

科学文献中"微生物组"相关论文数量统计

其中，最激动人心的研究领域是，我们开始发现了微生物组的因果问题，而非简单地研究其与常见疾病的相关性。换言之，我们已经开始研究

⊖ PubMed 是一个以医学为主题的学术搜索引擎。——译者注

何种事物对微生物组有直接影响，微生物组能引发何种事物，而非简单地了解到一定条件与一定微生物之间的共存关系。我们在人类遗传学上也有类似的进展，了解到其中的因果关系，而不是仅仅了解其相关性，但是，遗传学和微生物组学间的差异令人激动，虽然我们无法改变基因，我们却能够改变微生物组。我们正在探索如何治疗性地调节人体健康的关键因素。

肠道微生物组能为人体做什么

尽管想象自己的身体充满细菌有点令人不适，但尽管放心，人体与细菌以共生关系生存，细菌在人类生活的改善中起到很大的作用。例如，微生物组能为人体提供以下方面的帮助。

- 能量：人体 10%～20% 的能量源于细菌对食物的分解作用，而非人体本身对食物的分解作用。微生物组能够产生消化酶和人体所需的维生素。同时还能帮助确定人体如何从食物中提取能量及提取多少能量。[7,8]

- 必需维生素：微生物组能够产生人体所需但无法靠自身合成的必需维生素，如维生素 K（甲基萘醌类）、维生素 B_{12}（钴胺素）、维生素 B_9（叶酸）和维生素 B_2（核黄素）。[9]

  维生素 B_{12} 在保持神经细胞的健康和辅助 DNA 和 RNA（机体的遗传物质）的产生方面起到十分重要的作用。食物中的维生素 B_{12} 几乎全部来源于动物类产品，尤其是贝类水生生物、甲壳类动物和牛肉，但是，如果素食主义者拥有健康的微生物组（特别含有大量的双歧杆菌和乳酸杆菌），一般就不会缺乏维生素 B_{12}。能够产生 B_{12} 的最著名的菌种是罗伊氏乳杆菌（Lactobacillus reuteri），这种细菌是人类肠道中的常见菌种，也属于人体微生物组的一部分[10]。

维生素 B_9（叶酸）也是十分重要的。通常存在于未经烹制和冷冻的新鲜蔬菜中，但和 B_{12} 一样，人体肠道中的嗜酸乳杆菌和双歧杆菌[11]等乳酸菌都能够产生叶酸。

- 免疫力：微生物组有助于调节人体免疫系统[12]，实际上，健康免疫系统的重要特性必须有微生物组的参与才能正常发展。微生物组能够帮助人体识别入侵者，同时避免人体攻击其自身（如自身免疫疾病中发生的情况）。微生物组还能够帮助人体建立避免病原体入侵的屏障，也能够决定人体可能发生何种过敏反应，及免受何种过敏原的影响[13]。

- 健康：微生物组同时还能够决定人体健康状态的好坏。过去 10 年里，我们对微生物组与健康之间相关性的理解有了大幅的提升，我们已经发现微生物组与多种疾病状况之间的相关性，如肥胖症[14,15]，哮喘、过敏和自身免疫病[16~22]，抑郁症[23,24]和其他精神疾病[25,26]，克罗恩病和溃疡性结肠炎等炎症性肠病，神经退行性病变[27~29]，癌症和心血管疾病[30,31]。对于如何通过调节微生物组而对上述疾病更好地进行控制，我们已经进行了大量研究。

- 婴儿健康。母体微生物组中的细菌能够通过母乳输送给婴儿，即低聚糖，有助于婴儿自身形成健康的微生物组[32]，也可作为推荐母乳喂养的一条论据。微生物组也有可能在婴儿通过产道时传递给婴儿（该领域现已成为一个热门研究领域）。进化论通过如此方式发挥作用，着实令人惊奇，实际上母体中的物质确实能够塑造下一代的微生物组。而这只是微生物组在人类发展中起到重要作用的又一证明，也是人类与细菌共同进化的一个实例。人类一直在与微生物组共同进化，至此，人类的生存已经离不开微生物组（正如微生物组离不开人类）。

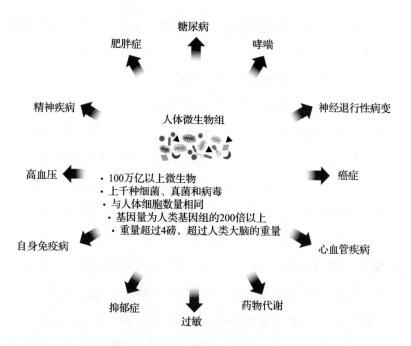

人类微生物组及与微生物组组成和功能紊乱相关的疾病

图中文字：
糖尿病
肥胖症
哮喘
精神疾病
人体微生物组
神经退行性病变
高血压
· 100万亿以上微生物
· 上千种细菌、真菌和病毒
· 与人体细胞数量相同
· 基因量为人类基因组的200倍以上
· 重量超过4磅，超过人类大脑的重量
癌症
自身免疫病
心血管疾病
抑郁症
过敏
药物代谢

赛丽亚哈·A

我一直感觉食物会对我和姐妹们发挥不同的作用。我们每天晚餐都吃同样的食物，我十分丰满，姐妹们却一直很苗条。我认为，如果我想像她们一样，我就必须从食谱中排除面包、大米和意大利面。碳水化合物有害，这是最新的饮食理念。

我还注意到，我每次进食后都会感到疲惫。我不光犯困，而且必须立即躺下睡觉。我认为这只是因为自己的懒惰，但是，我无法理解为何其他人和我吃一样的食物，却很清醒。我听说一个理论，"进食后，所有血液都会冲到胃部，以便消化食物"，所以我确定这就是我自己的感受。

我还是一名初级医生时，我实在无法承受这种极端的餐后困倦，所以在病房值班时，我就直接不吃午餐。但是，到了午后，我就会感到极度饥饿，我会吃一点好心患者留在护士站的巧克力或饼干。当然，这会使我更加困倦。"低血糖"很快来袭，对抗这种问题的唯一方式就是食用更多的糖，才能让我在余下的工作时间里保持"精力充沛"。在家时，我主要食用葡萄、西红柿、沙拉和金枪鱼。我从不吃面包，即使偶尔吃一点冰激凌，强烈的负罪感也使我难以享用美味。

BBC栏目《相信我，我是医生》的制片人询问我是否想参加个性化饮食项目并就此做报道时，我很愿意参加，但并没有期望能获得什么。我认为，自己已经44岁了，已经对自己身体对食物的反应了如指掌了。

我大错特错了。肠道细菌谱和血糖检测显示，葡萄和西红柿会使我的血糖大幅提高，而冰激凌却不会。最令我惊奇的是，涂黄油的吐司一点儿都不会升高我的血糖。

从那之后，我开始根据研究中获得的知识采用了一种不同的饮食方案，这使我发生了改变。皮肤更好了，一整天都能保持旺盛的精力，包括餐后和午后，最好的是，在没有感觉自己食量减少的情况下，我的体重有了大幅下降，现在我的体重仍然在不断降低。我感觉很好，这段经历真是我健康和生活方面的一个重要转折点。

有益微生物组变坏时会如何

每个微生物组都包含大量不同种类的细菌，其中一些细菌会引发某种问题，尤其在条件更加适合病原细菌生长时。如果人体的微生物组失衡，就会发生下列情况。

- 衰老。微生物组与衰老相关，尤其是其多样性降低时[33]。多样化的微生物组更加顽强和有效，但是细菌多样性（物种数量减少）的损失与身体虚弱和认知水平下降（如痴呆）具有相关性。科学家主要在发达国家居民中观察到此种现象，可能是因为西方饮食相对缺乏多样性，含有较多的糖和较少的纤维素。对小鼠的研究 [34,35] 显示，小鼠食用更加西方化、纤维素含量较低的饮食 3~4 代后，特定微生物就会灭绝，即使重新开始高纤维素饮食，这些微生物也不会恢复。纤维素并非由人体消化酶消化，而是直接进入肠道提供给细菌作为其食物来源。恢复已损失的细菌物种需要添加消失的细菌（如通过强化益生菌疗法，也可能有效或无效）或转变为食物成分更加多样的传统饮食，也就是未加工的天然食物，能够重新引入一些已损失的细菌，并同时能够提供更多纤维素来支持更加庞大和多样化的细菌种群。

⌀ **代谢性综合征增多（或减少）**。人们对微生物组与肥胖症、糖尿病、高胆固醇血症和脂肪酸之间相关性的研究力度最大，这些问题通常会同时发生在同一人身上，即"代谢综合征"。这是全世界的常见疾病，已经在 20 世纪发展成为一种严重的流行病。这些疾病还使患者处于多种危险并发症的威胁之中，如心脏病、中风、动脉阻塞、肾病等。我们将在第 6 章讨论正常血糖水平的重要性时详细阐述代谢性疾病的问题。代谢综合征流行的重要因素有多种，而其中很多因素都与现代肠道微生物组的变化相关。事实上，微生物组不仅与代谢综合征相关，也可能与代谢综合征的多种临床表现相关，如肥胖症、糖尿病和高胆固醇血症。微生物组能够通过改变人体免疫系统、调节激素系统、改变肠道分泌到血液中的小分子库（代谢产物）[36]，甚至对人体的神经系统造成影响。例如，对啮齿动物的研究显示，提高名为醋酸盐的特定代谢产物产量能够激活人体外周神经系统的一个分支，名为副交感神经系统，从而反过来提高葡萄糖刺激的胰岛素分泌量。这种激活作用能够增加饥饿激素（胃饥饿素）的分泌量，进而导致肥胖。另一项研究[37]显示，细菌产生的另一种代谢产物（名为琥珀酸盐）有助于改善葡萄糖的代谢，而细菌对膳食纤维的发酵过程能够产生大量的琥珀酸盐。这就意味着，以能够促进细菌产生琥珀酸盐的方式提高纤维素的摄入量能够改善葡萄糖的代谢，能帮助逆转或预防代谢综合征。

值得注意的是，将健康苗条的人的粪便样本移植入葡萄糖不耐受者体内时，接受者的胰岛素敏感度就会逐渐改善。这种作用只是暂时性的，几周后就会消失，但是，这表明肠道细菌对引起代谢综合征的身体状况有影响，也许这就是一种解决方案[38]。

对红肉的响应。一项有意思的研究显示，食用红肉产生的有害心血管作用可能是由微生物组对红肉的响应方式导致的[39]。研究表明，食用红肉时，人们的处理方式并不相同，其中一部分原因是个体微生物组间的差异。红肉含有 L- 肉碱，可先后在微生物组和宿主体内中通过一系列步骤进行处理，最后转化为 N- 氧化三甲胺（TMAO）这种物质，这种物质会改变胆固醇的代谢，减缓胆固醇从血液中排除的速率，从而促进胆固醇在动脉壁上的沉积。

有意思的发现是，将 L- 肉碱转化为 TMAO 需要一种中间物质和只能由肠道细菌完成的处理步骤。对于没有能够将 L- 肉碱转化为 TMAO 肠道细菌的人而言，胆固醇在动脉壁沉积的风险更低。一般素食主义者体内这种细菌更少，所以他们食用红肉后并不会像食肉人群一样发生 TMAO 转化。这当然是媒体报道的重大新闻，因为这为素食主义饮食提供了一项依据，尽管素食主义者本来也不会食用红肉[40, 41]。这是个体对食物响应不同的又一实例，红肉对一部分人的危害比其他人更大。那么，个性化元素似乎是由微生物组特别决定的。

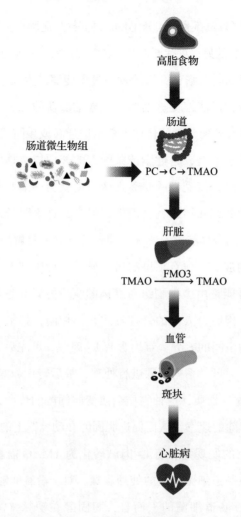

高脂食物

肠道

肠道微生物组

PC→C→TMAO

肝脏

TMAO $\xrightarrow{\text{FMO3}}$ TMAO

血管

斑块

心脏病

摄入红肉引起心脏病从某种程度上说是由微生物组介导的，也取决于微生物组

人体独特的微生物组签名

微生物组中有一部分细菌是大多数人类共同拥有的（视为微生物组的"核心"部分），其中有一部分是可以遗传的[42]，但也有很多微生物在人体内具有独特的配置，形成个体独特的微生物组"签名"。个体的微生物组与

其亲属之间的相似性可能强于与陌生人之间的相似性，但每个人的微生物组仍然是独一无二的。例如，同卵双胞胎间的微生物组相似性高于普通兄弟姐妹，普通兄弟姐妹间的相似性高于无血缘关系的个体，但是，同卵双胞胎之间的微生物组仍然具有明显的差异。微生物组是你的个人动态签名，它在随环境不断进化和改变，同时对摄入的食物、健康状态和生活方式产生相应的变化。但微生物组会一直保留一部分个人元素，这些元素随饮食或其他生活方式调整的变化非常缓慢。

微生物组与体重

如果你正在努力减肥，你可能非常想了解微生物组对减肥有何帮助，或者微生物组是否正是体重问题的根源。我们现在已经了解到，微生物组与体重之间有一定相关性，但是我们仍然在研究这种相关性的诸多细节。我们了解到的很多细节都是通过对肥胖小鼠的研究获得的。特别地，我们知道肥胖小鼠的微生物组与正常体重小鼠的微生物组有多种方面的差异。

与非肥胖小鼠相比，肥胖小鼠能够从同种食物中提取更多的卡路里。将肥胖小鼠的粪便转移到"无菌小鼠"（无微生物组的无菌小鼠）体内时，从本质上看，就是将肥胖小鼠的微生物组移植给无菌小鼠，这些小鼠也会变得肥胖[43]。这表明微生物组对某个个体是否容易超重起到较强的作用。

将肥胖人类的微生物组样本转移到无菌小鼠体内时，也能够观察到这种作用。将几组女性同卵双胞胎（一位肥胖，一位苗条）的微生物组移植给小鼠后，接受肥胖双胞胎移植的无菌小鼠就会变得肥胖（见下图）。接受苗条双胞胎移植的无菌小鼠却不会变得肥胖[44]。该研究另一项有意思的发现是，将小鼠（接受肥胖双胞胎微生物组移植的小鼠和接受苗条双胞胎微生物组移植的小鼠）同笼饲养并不会导致小鼠肥胖，尽管笼中饲养的小鼠之间的微生物组一般会通过摄入对方粪便而相互传播。在这种情况下，因为所有小鼠均拥有其自身的微生物组（与将微生物组移植给无微生物组的小鼠情况不同），不同小鼠的微生物组与摄入的粪便互相竞争，就可以克服肥胖效应。这就证明，微生物组中的某些成分也许能够帮助预防肥胖症。

该研究表明，微生物组至少是肥胖症的一个影响因素，可能对肥胖症具有多方面的影响。但更值得注意的是，微生物组如何影响我们的体重管理方式。

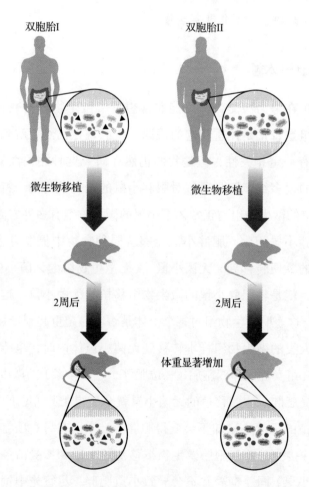

将肥胖状态不同的同卵双胞胎的微生物组移植给小鼠，能够同时转移肥胖表型

科学家如何研究微生物组

科学家通过多种方式研究微生物组。其中一种方式就是研究小鼠。小鼠的一个优势在于其可建立因果关系，换言之，更容易使用小鼠来确定一种事物是另一种事物的起因。完全除去微生物组的特殊无菌小鼠就像一张白纸。可为这些小鼠植入特定的微生物后，观察现象。科学家能够观察表型（生物体中可实际观察或测量到的指标，如体重、葡萄糖耐受性、胰岛素抵抗、血液化学等）的变化，这有助于证明微生物组所能发挥的或不能发挥的作用。

科学家研究微生物组的另一种方式是对人类的观察研究。这种方式能够更准确地建立相关性，例如，微生物结构是否与某一可观察特征具有相关性，如肥胖症或糖尿病。这种观察并不意味着特定微生物组会导致肥胖症。只是显示两种模式共存。有多种方式评估因果关系。研究可在不同时间观察同一个人（也称为增加纵向维度）。这种研究可能有助于确定哪种情况发生得更早：微生物组中的变化或表型的变化（如肥胖症或糖尿病）。尽管这种类型的研究无法确切地证明因果关系，但研究提供的信息足以帮助我们形成假设，我们可以通过进一步研究对假设进行验证。

研究焦点：微生物组对悠悠球式节食和体重反弹的作用 [45]

人们减肥大战中最吸引我们的一个问题是，为何这么多节食者开始时体重会降低，但最终都会出现反弹？他们的体重可能降低 2.3 到 23 千克或更多，但在多半情况下，最终体重都会恢复到接近原来的水平。更糟糕的是，大多数体重反弹的人不仅会恢复到节食前的超重水平，而且每个节食循环后体重都会有所增加。每个节食－体重反弹循环过程中，他们的身体脂肪比例也会增加，而且发生代谢性紊乱问题的风险也随之升高，包括成人型糖尿病、脂肪肝和其他肥胖相关疾病。

曾经节食过的人都了解这种体重反弹现象，要么通过自身经历了解，要么知道其他人发生过这种现象，担心自己也会出现这种问题。而且，在大多数情况下，确实如此。虽然对节食失败的案例有很多不同的统计数据，而我们的研究表明，约80%减肥的人最终体重都会恢复，有时体重的增加幅度还会超过降低幅度。对充满期望的节食者而言，这种概率并不是有利的。有人将这种现象称为复发性肥胖症，或者，更常见的说法是，悠悠球式节食或悠悠球式肥胖症。

对努力控制体重和保健的人而言，最令人感到挫败的就是难以减掉多余的体重。我们想要了解为何会这样。我们假设，如果人们出现体重反弹，那么从一定程度上看，他们的机体肯定"记得"之前的超重状态，同时创建出一种使机体更容易恢复到以前状态的环境。但是，这种趋势或记忆储存在何处呢？基因活动可能有一定程度的影响。也有可能，减肥后某人变得肥胖时发生的各种免疫学或生理学变化没有恢复到肥胖前的状态。这就使得机体更加难以保持肥胖后的苗条新状态。

我们还认为，这种"记忆"可能还存在于微生物组中。毕竟，我们知道微生物组在对人的饮食和其他变化情况不断做出响应。从我们之前的研究和其他人的研究中，我们还了解到，肥胖状态下和体重增加时，微生物组会发生明显的变化。我们还了解到，后者会导致代谢紊乱。例如，如前所述，微生物组在肥胖状态下，会从同种食物中提取更多的能量（卡路里）。

微生物组在肥胖状态下会发生改变，那么，假如微生物组在减肥后没有恢复或没有完全恢复到原来的苗条机体配置，会如何呢？假如机体处于苗条状态，但微生物却保持着肥胖的配置，那么这就会使体重保持更加困难，会如何呢？从微生物组中实际细菌物种角度看，会呈现何种特征呢？没有人提出过这些思路，但是，我们愿意为这些思路的研究投入努力和资源。当然，我们的努力没有白费。

这些思路是我们对悠悠球式肥胖症进行小鼠研究的动力。我们首先取一组小鼠，用增重饮食饲养使其肥胖。然后，我们强制小鼠减肥，直至其节食成功（体重恢复到与同龄同性别未肥胖过的小鼠的同等水平）。然后，用同样的增重饮食饲养两组小鼠，两组小鼠的体重已经处于同等水平。实际上，我们就是在促使减肥小鼠的体重反弹和从未肥胖过小鼠的体重增长。值得注意的是，尽管两组小鼠饮食相同，有肥胖和强制减肥历史的一组小鼠体重的增长幅度大于对照组小鼠，对照组小鼠从未肥胖过。换言之，前期肥胖的小鼠体重的增长幅度更大，而同样的饮食并没有造成另一组小鼠体重的过度增长。

悠悠球式节食组小鼠再接受另一轮的减肥，然后再进行第三轮增重饮食，结果曾经肥胖小鼠的体重增长更加严重，所以每一轮体重反弹似乎都会诱导比前一轮更大幅度的体重增长。这个实验模拟了人的悠悠球式节食，人们会连续节食，体重降低然后体重反弹。

为确定悠悠球式节食组小鼠何时和如何编码了肥胖"记忆"，我们首先将两组小鼠（成功节食恢复到正常体重的一组小鼠和从开始起就从未肥胖过的一组小鼠）的多个临床参数进行了对比：葡萄糖代谢、体脂、胰岛素敏感性、肝功能等多种指标。我们并未发现两组小鼠这些指标间的显著差异，但微生物组除外。

试验的初始阶段，小鼠首次增重时，它们的微生物组实际已经开始与苗条小鼠产生区别了。但是，当小鼠节食并恢复到正常体重水平时，它们的"肥胖"微生物组仍然保持在肥胖状态。这就能够支持肥胖"记忆"储存在微生物组中的观点。因为与苗条的小鼠和人相比，肥胖小鼠和人的微生物组能够从食物中提取更多的卡路里，我们认为这就是悠悠球式小鼠的微生物组能够"记忆"肥胖状态的原因，而记忆是通过保持从食物中提取更多卡路里的趋势来实现的（见下图）。

此外，当我们继续用正常饮食饲养曾经肥胖的小鼠时，它们的机体和微生物组需要数月时间（可能相当于人类的数年时间）才能恢复到苗条的平衡状态。微生物组达到平衡后，第二轮增重饮食并不会使小鼠体重增长更多。它们又重新获得了真正苗条小鼠的微生物组状态，但是，这花费了很长时间。

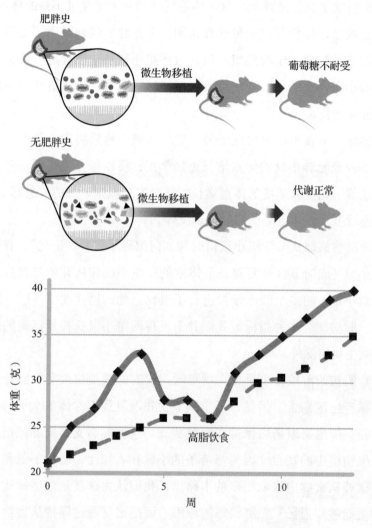

既往肥胖史改变肠道微生物组的组成并强化节食后的体重反弹

如果将本研究的结论推广到人类，就可以认为，曾经超重的人可能需要几个月到几年的时间才能使微生物组恢复到苗条人体的状态。在此之前，你可能无法与一直苗条的人摄入等量的食物，才能保持住减肥成果。

但是至此，我们的发现只是一种相关性而非因果关系。我们尚未证明是微生物组引起的体重反弹。我们必须建立一种确定方法，来证明这种效应确实是小鼠的微生物组而非其他因素导致的。我们需要清除或重置小鼠的微生物组，我们用抗生素处理小鼠创建这个模型。正如我们的预期，抗生素处理能够完全清除曾经肥胖的效应！抗生素处理后，有既往肥胖史小鼠的体重增长幅度不再大于对照组小鼠。

我们想对其进行透彻的研究，所以，下一步用无菌小鼠来验证我们的理论。这种专门用于研究的特殊小鼠没有微生物组。将这些小鼠饲养在无菌隔离器内，以确保其在试验前无法获得任何肠道细菌。我们将既往肥胖小鼠的粪便样本移植给无微生物组的无菌小鼠，移植后，既往无微生物组的小鼠果然出现体重反弹加快的现象，与既往肥胖的小鼠一样。这是对我们理论的最终证明，至少对于小鼠而言，微生物组是节食后体重增长加快和悠悠球式肥胖症的起因。

在研究结束时，基于上百个个性化微生物组参数（如微生物组含有哪些微生物及这些微生物的作用），我们建立一个机器学习算法，该算法能够准确预测每只小鼠（不论是既往肥胖的小鼠还是一直苗条的小鼠）接受高能量增重饮食后体重的增长幅度。

如果故事（研究）至此结束，可能有点令人沮丧。这并不是一项人类研究，还记得前文提到过注意不要过度简化研究的结论吗？但你可能忍不住得出结论，和小鼠一样，一个人只要曾经肥胖过，就再也不能正常进食了，或者最好能多年坚持严格控制饮食。但是，如果这种肥胖效应能够通过简单的方式改变，又会如何呢？这是我们的下一个问题，所以我们开始研究苗条和肥胖小鼠微生物组间的差异。我们会发现有价值的东西吗？

我们注意到，与一直苗条的小鼠相比，悠悠球式小鼠的黄酮水平（尤其是芹黄素和柚皮素类分子）明显较低。黄酮类化合物的一种作用就是帮助脂肪细胞燃烧更多卡路里。我们推测，体重循环过程中，黄酮的低水平也可能是肥胖小鼠比苗条小鼠更容易从食物提取更多卡路里的重要因素。

我们想进一步探索，如果为悠悠球式小鼠提供膳食来源的黄酮类化合物会如何。黄酮是蔬菜、浆果、树木果实、坚果和豆类、调味料等食物中的常见化学成分，可以很容易从食物和增补剂中获得黄酮类化合物。我们激动地发现这种益生菌产物能够治愈小鼠这种被强化的体重反弹。

益生菌产物

我们用益生菌产物这个术语来描述微生物组中的细菌产生的或应该由这些细菌产生的代谢产物，这些产物能够反过来对人体细胞产生影响，而且人体可通过增补剂的形式摄入这些产物。与含益生菌和益生元纤维的益生元增补剂相同，也可针对特定的微生物组缺陷补充益生菌产物。我们已经能够证明，通过干扰这个益生菌产物水平，也就是为宿主提供细菌产生的分子，我们就可以影响细胞的代谢过程和生物条件，如过度体重反弹。这使得我们对微生物组－宿主相互作用的干预达到了一个全新的水平。

在你跑出去花钱购买黄酮增补剂前，我们必须说明，这种益处尚未在人体中得到证明。虽然小鼠研究的结论有一定提示作用，但这并不能证明人类会产生同样的反应。在节食期间和节食后食用更多富含黄酮的蔬菜当然是没有害处的，尤其是含有较多芹黄素和柚皮素的蔬菜。芹黄素的来源有甘菊茶、洋葱、橙子、西柚、芹菜、欧芹和香菜，还有红酒和啤酒，而柚皮素的来源有柑橘和柑橘汁、杏仁、开心果及红酒。实际食用这些营养丰富的食物并没有害处。

我们现在正在对人体进行类似的研究。希望能够找到有助于逆转这种肠道中有害的微生物"记忆"的特定化合物，并帮助人们在成功节食后保持正常的体重。敬请关注这些即将获得的信息，这些信息在建立有效的微生物组改变疗法中可能更有价值。

微生物组信号传导

微生物组并非孤立存在于肠道中。实际上，它会通过神秘的方式与人体的其他部分"交谈"，我们刚刚开始对此有些了解。我们研究实验室的一些发现表明，肠道微生物组能与人体的其他部分交流，如脂肪组织、肝脏、胰脏、心血管系统、肺和大脑。这种交流可能会对多种健康问题产生影响，如通过影响人体细胞的行为，可能会影响肥胖、胰岛素抵抗、肝病、糖尿病、心脏病、过敏、哮喘，甚至行为问题的倾向或预防。这种交流也会影响细胞和基因的行为。

影响微生物组的因素

我们已经发现节食和过度饮食可能对微生物组产生何种影响，但是暴露于其他人、动物或新的环境也可能影响微生物组。比如亲吻他人、抚摸狗或猫，还有在海洋里游泳，都会影响微生物组的组成。尽管一个人的微生物组签名是独一无二的，它也在不断变化，虽然并不是全部发生变化，但这种变化足以改变微生物组发挥功能的方式，影响人的健康和生活。微生物组的一些影响可能是遗传而来的或发生在很久以前，而另一些影响则是刚刚发生的，比如以下一些因素。

显著影响

- **进化**：与其祖先不同饮食的动物拥有已经适应其新饮食的微生物组 [46~49]。

- **年龄**：我们生来都是无菌的（无微生物组），会从父母身上获得第一批微生物，从婴儿通过产道和第一次进食就开始了，然后我们会从直接接触的环境中获得微生物。婴儿的微生物组与成人有很大差异。婴儿开始食用固体食物时，他们的微生物组就会发生缓慢的变化，与普通成人逐渐接近 [50~52]。这个过程通常在 3 岁时结束，此时幼儿的微生物组已经与成人基本相同。

- **传统与现代生活方式**：与以现代方式生活的人相比，以传统方式生活的人拥有更加多样化的微生物组，如狩猎者 – 采集者或使用传统农业技术的农民 [53,54]。（微生物组的多样化有益，通常能带来强健的体魄。）

中度影响

- **抗生素的使用**：抗生素是 20 世纪最伟大的医学发现之一。因为抗生素能够有效治疗曾经最残酷的人类杀手——感染性疾病，所以抗生素对人类的健康和寿命做出了巨大的贡献。但人类也为这种胜利付出了代价，抗生素对微生物组具有降低其多样性等多种长期作用，尽管个体对抗生素的响应不同 [55~58]。类似地，并非出于医学需要的抗生素治疗（如在必要时，用抗生素治疗感冒或其他疾病），及含有来源于牲畜的抗生素的食物可能通过改变人体健康的微生物组而产生危害。

- **纤维素的摄入**：与纤维素摄入量较少的人相比，摄入量大者的微生物组可能更加多样，但这种多样性可通过转变为高纤维素饮食而部分恢复 [59,60]。

- **药物（抗生素之外）的暴露**：很多人经常服用的药物可能会改变微生物组，如对乙酰氨基酚、质子泵抑制剂和二甲双胍，这种改变可能是药物副作用带来的[61~65]。实际上，近期研究表明，人们对同种药物的不同响应可能是由微生物组间的差异导致的。对于已经证明对一部分患者有效而对其他患者无效的抗癌药物，更是如此。（个性化药物治疗也是现在的另一热门研究领域，包括个性化癌症治疗[66]。）

- **遗传学**：如前所述，虽然同卵双胞胎并没有相同的微生物组，但在一定程度上，同卵双胞胎的微生物组比异卵双胞胎的更加相似。某些种群的细菌是可遗传的，甚至在祖先体内经过进化的微生物可能会延续下去，为人体带来的益处甚至比最近（如自己一生中获得的）获得的微生物还要多[67~69]。但是，遗传部分对人体微生物组的影响程度仍然未知，这也是热门科学研究领域（包括我们自己的研究）。

- **运动**：与同样性别、年龄和体重的人相比，极限运动员拥有不同的微生物组。其中一些差异可能是由不同的饮食导致的，但是对小鼠进行的研究表明，单纯的运动也对微生物组组成有影响[70~72]。

- **室友与宠物**：居住在一起的人具有共同的微生物组特征，宠物也会影响微生物组，尽管宠物对微生物组的影响主要集中在皮肤微生物而非肠道微生物上[73]。

轻微但显著的影响

- **短期饮食变化**：当前的饮食、短期节食、旅行或其他饮食的临时变化都会对微生物组产生影响，但恢复正常饮食后，微生物组也会随之恢复[74,75]。这与面包研究中观察到的结果类似：短期微生物组变化与长期食用面包者的微生物组长期变化相匹配。

粪便移植：先进的科学还是危险的实验

你能想象将其他人的粪便移植到你的低位肠道中吗？不论你如何想象，这就是创新的科学，而且已经有效治疗某些严重的肠道疾病，如反复艰难梭菌感染等。这个疗法顾名思义：将健康人的粪便植入患者的直肠中，理论依据是捐献者的有益细菌能够战胜引起患者疾病的有害细菌。也有其他进行微生物群移植（FMT）的方法，如以药丸的形式进行移植，直接药丸移植法一般能够直达结肠。

将这种疗法用于抗生素耐药性艰难梭菌感染时，90%以上的病例能够在几周内康复，这着实令人惊奇！这种疗法也可用于某些溃疡性结肠炎病例。这具有重要意义，因为艰难梭菌是一个世界性难题，虽然抗生素仍然是一线疗法，但很多病例已经产生抗生素耐药性，开始复发。在这种情况下，FMT就成为战胜艰难梭菌的下一步疗法。这种疗法的确具有神奇的效果（尽管当前只用于对抗艰难梭菌感染），这种疗法治愈了很多受艰难梭菌折磨数月、面临巨大死亡风险的患者。

其他疾病的治疗也有尝试这种疗法的例子，如溃疡性结肠炎、糖尿病、克罗恩病、炎性肠病（IBD），甚至前文所述的代谢综合征，但治疗慢性疾病实验的结果各异。甚至有报道称，对FMT的响应也有个体差异！一些人对来自某些捐献者的移植粪便优于其他捐献者。这表明（我们将在后续章节中对此进行更详细的讨论），微生物组是决定个体对食物和药物治疗响应的重要因素。

粪便移植是一个受到严密管理的过程。医生必须获得许可资格方可实施这个疗法，目前，该疗法只被批准用于艰难梭菌的治疗，但这也是正在扩展的研究领域。一家名为"OpenBiome"的公司从健康人群中收集并保存粪便样本，现在已为美国和6个国家的700余家医疗机构的患者提供16 000多次治疗。但是，该疗法尚未成为标准疗法，无证据表明FMT能够成功治疗艰难梭菌之外的其他疾病，很多人希望能将此疗法扩展应用。这也是一个热门研究领域。

同时，不要在家自行尝试这种疗法！FMT是一种极为激进而鲁莽的微生物组调控方法，在一定程度上是无法控制的。也有报道称有人自行尝试这种疗法，但你还无法确信捐献者粪便样本的组成，可能使病原菌传播到体内，或理论上说，可能将捐献者容易发生疾病的倾向也一同移植过来。例如，有位女性接受了自己肥胖女儿提供的粪便移植，成功治愈艰难梭菌感染。但治疗后，该患者的体重迅速提高了13.6千克，自己也肥胖起来！但我们还不确定这是否属于FMT的直接并发症。不幸的是，将苗条捐献者的粪便样本移植给肥胖者带来的积极作用都是暂时性的，至少在迄今已发表的研究中是这样的。

有朝一日FMT能够清除肠道感染并治愈肥胖这个愿景非常激动人心，也很有希望实现，但我们尚未能实现这个愿望。想要充分理解FMT并在应用中对其进行有效控制，就需要对该疗法的机制有更深入的了解，进行更多的研究和实践。有了相关知识，我们就可以展望这样一种未来，微生物及其产物可以移植，然而不必移植整个肠道微生物组。

研究焦点：生理节律[76]

生理节律干扰是现代科技带来的结果，可能引发一些健康问题。已发现夜班工作者肥胖[77]、心脏病[78]和乳腺癌[79]的风险更高。一项2011年的研究甚至表明，如果持续夜班工作10年以上，Ⅱ型糖尿病的风险就会提高40%[80]。但是，多年来，人们尚未证明夜班工作与疾病之间的联系。但是，在很多行业中有着上千万名夜班工作者（欧洲有22 500万人以上，美国有1 500万人以上）和经常跨时区旅行者，也有上百万人忍受着长期睡眠障碍的痛苦，这些人很可能受到生理节律干扰的困扰，我们认为这是值得深入研究的问题。

做过大量微生物组相关研究后，我们认为，很有可能微生物组会不可避免地受到节律活动相关基因活动剧烈变化的影响。因为生理节律与光线暴露相关，而微生物组处于肠道的黑暗环境中，你可能认为微生物组与生理节律关系较小。但是，我们想要了解，也许因为细菌直接靠可获得的食物生存，而食物的摄入一般会随日夜变化，所以生理节律和微生物组可能有一定联系。一般地，我们白天进食，夜间睡觉。这些时间段内，消化过程不同，所以这些差异可能对微生物组也有深入的影响。我们认为有这种可能，所以决定对此进行研究。我们并不知道能有什么发现，但这正是研究的魅力所在，对没有人尝试过的领域进行研究和实验。我们确实有了很大收获。

令人惊奇的是，我们发现人类微生物组有其独特的生理节律，这种节律同时受到人体内生物钟、饮食时间和规律的控制。细菌知晓这种节律，与人体的响应互相协调。特别地，我们发现，某些微生物晨间更加丰富，表明它们在这个时间段生长和繁殖更快，而另一些微生物在夜间更加丰富，即在夜间生长和繁殖更快。如果某一生物体改变其睡眠－苏醒循环，进而改变进食规律，微生物组是否也会发生相应的变化呢？

为了找到这个问题的答案，我们用小鼠进行了一项研究。我们一般开始在小鼠应该正常入睡的时间段保持其苏醒，也就是使它们"值大夜班"，造成 8 小时的"时差"。小鼠为夜间动物，所以我们在日间保持其苏醒，只允许小鼠夜间睡觉。

在这种人工时差存在条件下，我们发现小鼠的微生物组有了明显变化，小鼠进入失调状态，微生物群落无法发挥正常功能，小鼠的健康状况发生了明显改变。我们在微生物组组成和功能两方面均观察到变化。小鼠在细胞生长、DNA 修复和解毒作用等代谢过程的效率大幅下降，开始出现肥胖和葡萄糖不耐受[81]，这与夜班工作者相同。我们还将时差细菌移植给无菌小鼠，移植后无菌小鼠也出现了肥胖和葡萄糖不耐受。

当然，在人体中验证这个理论难度大得多，但我们确实对少量跨时区旅行的人进行了研究，包括来往于美国和远东地区的人。这个旅程也会引起约 8 小时的时差，与我们在实验中诱导的小鼠时差接近。（我们在校园里很受欢迎，我们为学生免费提供往返美国的机票，只需要他们提供一点粪便样本。）我们在 2 周时间内对这些人群的肠道菌群采样 3 次，覆盖时差主要阶段的变化，我们发现微生物组组成的变化规律极为相似。此外，我们将经历时差后的人体微生物组移植给无菌小鼠，可以明显观察到，从时差发生时间点取得的肠道微生物组样本引起肥胖和葡萄糖不耐受的程度最高。

我们放心地发现，旅行者在飞行后 2 周内肠道微生物组恢复正常，此时再将其微生物组移植给小鼠不会再引起肥胖和葡萄糖不耐受。在我们看来，我们的工作终于能部分解释夜班工作者更容易患上代谢综合征这种流行病的原因。在随访研究中，我们越来越多地发现微生物组的生理节律与宿主的生理节律有着紧密的联系。实际上，我们近期的研究表明，通过改变小鼠的微生物组节律，可对器官的昼夜变化功能产生影响，如肝脏等，从而影响其分解化学品和药物的能力[82]。

虽然我们对生理节律干扰的影响已经有了清楚的认识，但做出像拒绝高薪的夜班工作、拒绝跨时区旅行或日出而作日落而息这样的改变不切实际，也不利于人们享受美好的现代生活。但是，我们认为，对微生物组受生理节律的影响了解越多，就越有利于找出通过其他途径改变这种影响的方法，而不用严格回归到日出而作日落而息的原始生活。

研究焦点：人造甜味剂[83]

我们已经简要讨论过人造甜味剂与体重增长之间的关系，但如果你仍然在饮用无糖饮料或想要了解更多信息，可参阅我们专门针对人造甜味剂对于微生物组的影响进行的研究。

与夜班工作相同，有观点称，无热量人造甜味剂（NAS）与肥胖和糖尿病具有相关性。这恰好与直觉相反，因为这些甜味剂不含卡路里，很多营养师和国家机构都声称，人造甜味剂能够降低卡路里的摄入，有助于减肥。我们想要了解为何多项研究能够得出无卡路里产品会导致体重增长且与血糖紊乱相关这个结论。我们知道很多超重的人都会饮用无糖饮料，但大部分人可能认为这是一种减肥的方法，而不是超重的原因。

我们开始研究前，做了一点背景调查。如前所述，美国心脏协会和美国糖尿病协会官方均对非营养甜味剂持支持态度，并在 2012 年做出以下声明[84]：

- 用非营养甜味剂代替糖添加到食品和饮料中，可能有助于人们达到并保持健康的体重，只要这种替代不会引起后续卡路里的额外"补偿"摄入。
- 对于糖尿病患者，可选择非营养甜味剂单用或添加到食品和饮料中，适度使用有助于控制血糖。
- 用非营养甜味剂代替糖添加到饮料和其他食品中，可能有助于人们达到并保持健康体重，有助于糖尿病患者控制血糖。

这种观点背后的依据似乎很容易理解。大部分低卡路里人造甜味剂的甜度至少是一般糖的 100 倍，所以只需要少量就可以替代糖。因此，我们只需要较少的量即可满足人们对甜食的渴望，而摄入的卡路里也较少。所以难道卡路里减少不意味着体重增长幅度降低，或者体重降低幅度更大吗？

此外，除阿斯巴甜外，人体无法分解无热量人造甜味剂。这也是这些甜味剂"无热量"的原因。人体无法从中提取能量。它们既能提供我们渴望的甜味，又可以不经过消化就从人体经过，所以它们能产生多大影响呢？

但是，这个观点正是我们假设的关键，正是这个假设促使我们对人造甜味剂和微生物组展开了研究：食物和纤维等物质（及某些化学品，如人造甜味剂）通过胃部时未经消化，接触微生物组时也未经消化，这就意味着微生物组对这些物质产生的影响毫无准备。微生物组已经适应接受未消化的纤维，并将其作为食物消耗（纤维属于益生元）。但是，微生物组会如何处理人造甜味剂呢？我们认为人造甜味剂可能对细菌有毒，甚至可能伤害有益的菌种。或者，也许有些肠道微生物会消化一部分人造甜味剂，产生未出现过的代谢产物，人体可能吸收这些代谢产物，进而对健康产生某种程度的影响。不论机制如何，之前从没有人提出过这个问题，所以我们决定开始探索这个问题。

我们向小鼠的饮用水中加入高剂量（但用人类和小鼠体重校正后，并未超过 FDA 当前允许的最大量）的三种常见人造甜味剂，即阿斯巴甜、三氯蔗糖和糖精。饮用加入人造甜味剂水几周后，我们惊奇地发现明显的影响：大部分小鼠开始出现葡萄糖不耐受，表明它们代谢葡萄糖的能力大幅下降。（葡萄糖不耐受是糖尿病的特征。）

我们很奇怪，没有人发现人造甜味剂与葡萄糖不耐受之间的潜在联系。作为持怀疑态度的科学家，我们首先不相信自己的发现，所以我们请学生重复试验。我们得到相同的结果。似乎诱导小鼠葡萄糖不耐受最简单和直接的方法就是喂食人造甜味剂！

此时，这显然很值得关注，因为在受控的环境中，人造甜味剂显然能够引起不良代谢反应。

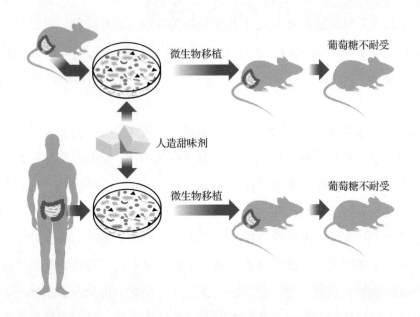

摄入无热量人造甜味剂能够改变微生物组的组成和功能，并诱导小鼠和人体宿主的葡萄糖不耐受

我们想要对这种神奇的现象进行深入研究，主要关注三种最常用甜味剂中的一种——糖精。我们用糖精对具有不同遗传背景和不同饮食的小鼠进行重复试验，而试验结果相同。我们逐渐降低给予小鼠的糖精量，但即使在较低水平，小鼠仍然出现葡萄糖不耐受。能引起上述不良反应的最低糖精剂量，与一个人饮用无糖饮料或咖啡的正常糖精摄入量相当。

我们仍然无法理解为何人造甜味剂会产生此种反应，所以我们决定进一步试验。我们对肠道微生物涉及此现象的假设进行验证。我们认为细菌可能是导致人造甜味剂让人体产生葡萄糖不耐受反应的原因，人体可能不会把人造甜味剂作为食物。为做此验证，我们首先用微生物处理小鼠，去除其微生物组，这种处理使得人造甜味剂对葡萄糖代谢产生的影响完全逆转！这也是首个有说服力的证据，表明微生物组确实参与葡萄糖代谢，但我们并没有止步于此。

然后，我们将曾摄入人造甜味剂小鼠的微生物群移植给"无菌"小鼠，这使得葡萄糖不耐受全盘转移给受体小鼠。这可确切证明肠道菌群的变化与人造甜味剂的有害作用相关。

最后，我们进行了终极试验，取出从未摄入人造甜味剂正常小鼠的微生物群，置于培养瓶中，在人造甜味剂存在条件下进行体外培养，排除所有其他因素的干扰。之后将体外培养的微生物群移植给无菌小鼠。我们想要探索，暴露给曾消耗人造甜味剂的细菌时，从未摄入人造甜味剂小鼠会产生何种反应。这种做法也会引起无菌小鼠的葡萄糖不耐受。我们越来越确信人造甜味剂的主要不良影响是针对肠道细菌的！

对这些小鼠的微生物群进行详细鉴定表明，它们的细菌群体发生了深刻的变化，包括出现新的微生物功能，这些功能可能提高小鼠和人体肥胖、糖尿病及其并发症风险。

但我们并不完全满意，也许是因为结果仍然令人惊奇。我们想要了解人类是否也会出现这种效应，所以我们进行了小规模的对照试验。我们请一组一般不食用或饮用添加人造甜味剂食品的志愿者持续一周摄入人造甜味剂。在研究开始时，采集每位志愿者的微生物组样品并测定空腹血糖水平。此后，所有志愿者在我们开发的手机应用程序上记录每日饮食情况，包括摄入的人造甜味剂。一周过后，我们重新检测所有志愿者的微生物组和血糖水平。结果表明，持续摄入人造甜味剂仅仅一周后，且在当前 FDA 允许水平下，约一半志愿者开始出现葡萄糖不耐受！这令我们十分惊奇，所以需要对这种添加剂的安全性进行更积极的研究。而且，应该注意只有一半志愿者对人造甜味剂有了强烈响应，但有一半没有响应。

微生物群的组成能够解释这种差异：我们发现两种不同的人类肠道菌群，一种能够在暴露于人造甜味剂时诱导葡萄糖不耐受，而另一种似乎能够完全无视人造甜味剂。我们发现，在摄入人造甜味剂前，可以根据摄入人造甜味剂前采集的微生物组样本预测哪些人可能对人造甜味剂出现负面反应。

根据我们的研究，我们认为，对化学甜味剂产生葡萄糖不耐受反应的人体中，某些肠道细菌可能分泌一些代谢产物，而代谢产物可能诱导类似某些人进食大量糖后引起的炎症反应。这会使得人体利用糖的能力出现可衡量的变化。尽管人造甜味剂不是糖，不含有卡路里，但它引起的微生物组影响仍然十分类似，好似微生物组不论其卡路里含量如何，都把人造甜味剂视作糖。

该研究在国际上获得了广泛的宣传。结果十分确定，可以作为开展大规模人类试验，作为对人造甜味剂官方指南重新评估工作的一部分，这个试验结果可能证明有必要对当前不受监管的大量人造甜味剂产品消耗进行重新评估。

就我们个人而言，我们会在咖啡中加入人造甜味剂，饮用无糖饮料，从未想过这会对人体有害。但是，考虑到这些令人惊奇的结果，我们决定不再使用人造甜味剂，我们知道很多人在阅读过我们的研究结果后都停止使用人造甜味剂。（甜叶菊不属于人造甜味剂，我们没有研究甜叶菊。）

我们认为，因为很少有人的肠道菌群对甜味剂没有反应，这个研究进一步证明了个性化饮食的必要性，尤其考虑到每个人独特的微生物组结构。现在已经出现新兴公司能够绘制人体微生物组，进行这项测试的费用也不太昂贵，不久你就能够了解自己是否能够耐受这些人造甜味剂。但是在那之前，我们认为，对大多数人而言，都不应该再冒这个险了。在确信人造甜味剂对自己的代谢无有害作用前，最好不再饮用无糖饮料、在咖啡和茶中加入人造甜味剂和食用加入人造甜味剂的食物。（但也不要转而食用糖，糖可能也有同样的害处，只是机制不同！用水代替饮料更加安全和健康。）

我们对微生物组的了解还需要进一步深入，尤其是应该了解如何对其进行操控使其向对我们有利的方向发展。我们知道纤维有助于培养健康微生物组，而人造甜味剂和某些生活方式可能产生负面影响。有证据表明黄酮有助于预防体重反弹，但我们仍然没能确认补充益生元是否真的有用。除食用纤维和避免人造甜味剂外，我们需要了解的东西还很多，还无法确信各种观点。我们相信，如果能对微生物组及其在疾病状态下产生代谢产物的作用有更深入的了解，就能够设计出更具有针对性的干预措施，专门清除某些细菌或引入其他有益的细菌。也许有一天，这些干预措施有可能使用含有所需微生物组的胶囊实现。但在此之前，我们还有另一种更容易测量的指标，能够理解个人和微生物组对饮食和生活方式的响应。这个指标就是血糖。

血糖：终极食物反馈响应

谢伊是一位航空公司飞行员，有固定的飞行日程，而且多年来，他一直遵循着同样的作息时间。每天同一时间，他驾驶飞机到达同样的目的地，然后再在当天返回。一趟完整的行程需要几个小时时间，所以他总是随身带着点心。他会在飞抵目的地时享用点心（一块三明治），但返程时，他总是感到疲劳。当然，他为此感到烦恼，因为飞行员必须保持警觉，疲劳使他难以保持警觉。他无法理解疲劳的原因，因为他睡眠充足，而且经常锻炼。他希望自己没有生病。后来，他加入了我们的研究。

作为研究的一部分，开始监测血糖时，他惊奇地发现，每次食用面包后，他的血糖就会急速升高。面包并非对所有人都有这种作用。现在，我们还了解到（如第 1 章所述），实际上不同类型的面包在不同个体中可能会产生不同的响应。一些人食用面包或某一特定类型的面包时，只有轻度的血糖升高。而有些人却有大幅升高，而谢伊就属于后者，所以面包似乎就是导致他午后疲劳的真凶。谢伊决定尝试将三明治换成标准的航空快餐，这种快餐通常含有除面包外的其他淀粉类食物，如米饭或意大利面。他调整饮食后，午后疲劳完全消失了。

难道把面包换成意大利面或米饭这么简单的事情会对午后疲劳有如此巨大的影响吗？更准确的问法应该是：难道把面包换成意大利面或米饭这么简单的事情会对血糖有如此巨大的影响吗？当然，答案是肯定的。

血糖是人体营养拼图中的重要一块，因为血糖能够影响人体的能量和疲劳水平（如谢伊的情况），但是血糖的不稳定（大幅升高，明显降低）可能会对人体健康产生多种负面影响。那么血糖到底是什么，为何它具有如此重要的意义？我们为何一直在讨论血糖，我们为何将其作为研究的焦点呢？下面本书介绍你想要了解的内容。

血糖：你的个人能量库

人体和大脑主要依靠糖来运行，所以，你可能认为人体需要大量的糖。但是，如果血糖处于正常范围，整个人体可能只有 5 克糖，也就相当于一茶匙！但是，如此少量的糖对人的生存却有着关键的意义。正常血糖水平是 80 mg/dL。如果血糖低于 60 mg/dL，就可能发生低血糖，或处于低血糖状态。如果血糖降低至 40 mg/dL（约半茶匙），就可能头晕和虚弱。血糖的进一步降低可能导致昏厥，若未得到及时治疗，甚至可能造成死亡。而与此相反，糖尿病患者的血糖上升至 300～400 mg/dL（约 25 克或 5 茶匙糖）这种高危水平时，人体将会面临短期和长期的健康风险。

我们举例说明饮食对体内糖分的影响，一罐任何类型的 355 毫升的含糖软饮料含有 40 克或 8 茶匙的糖。这些糖足以将人体血糖提高至糖尿病的血糖范围之上。健康的人体偶尔能够处理大量的糖摄入，但每日多次的糖摄入可能很快就破坏血糖平衡，使其进入慢性不健康范围，使人体面临风险。

进食碳水化合物时（不论是糖块、面包、意大利面、米饭、水果还是蔬菜），人体都将碳水化合物转化为葡萄糖，葡萄糖为肌肉、器官和大脑提供能量。将血糖水平控制在健康范围内对人体的运行起到关键作用，人体具有精细的机制，能够严格地将血糖控制在狭窄的有益范围内，以便为人体提供充足的能量——血糖不能过低（低血糖），过低会导致意识模糊、头晕、颤抖、焦虑、癫痫甚至意识丧失；血糖也不能过高（高血糖），过高会导致烦渴、多尿、虚弱、意识模糊、危险的血液 pH 值失衡、神经损伤，对于一些病例，甚至会导致糖尿病性休克和死亡。

血糖控制是一种微妙的平衡，涉及人体多个系统。以下为血糖控制的过程。

（1）食用含碳水化合物的食物时，胃酸和消化酶将糖和淀粉分解并转化为葡萄糖。

（2）葡萄糖到达小肠后，名为微绒毛的微毛状突起就会以令人惊奇的效率吸收葡萄糖，直接将其转运到血液中，进入血液的量取决于进食的量和食物种类。如果进食大量任何类型的食物，或食用某些类型的碳水化合物，血糖就可能超过正常水平，超出人体努力维持的狭窄范围。这就是所谓的餐后（或饭后）高血糖，或我们所说的血糖激增。

（3）大脑检测到血液中存在过量葡萄糖后，就会立即向胰腺发出信号。"岛"或胰腺中微小细胞簇（名为胰岛）中名为 β 细胞的特殊细胞，能够"感知"到人体的血糖水平。胰岛会在一天中持续分泌胰岛素，尤其在餐后血糖上升时分泌大量胰岛素。β 细胞对充足胰岛素分泌和保持血糖稳定起到关键作用。青少年、胰岛素依赖型或 I 型糖尿病患者的胰岛会产生强烈炎症反应，最终导致胰岛毁坏。为维持生命，I 型糖尿病患者必须终身注射胰岛素，替代受损的胰腺 β 细胞。胰岛素就像解锁接收葡萄糖细胞的钥匙。如果进食大量食物或摄入某些类型的碳水化合物，血糖就会上升到很高水平，人体就会出现分泌过量胰岛素的过度反应。这可能使血糖偏低（低血糖）。低血糖的症状包括进食后出现严重饥饿感，而正常情况下，进食后应出现饱腹感。（下一节中，我们会介绍如何利用饥饿水平跟踪血糖。）

（4）虽然胰腺能够控制胰岛素分泌，其他器官，主要是肝脏和肌肉能够利用胰岛素将血糖转化为能量。例如，肝脏能摄取更多的葡萄糖，将其转化为糖原储存。（糖原的储存量十分有限，即使是运动员也只能储存 3 000 卡路里的糖原。）细胞或肝脏（如果血糖过高，有可能停留在原地）或人体其他器官（如肌肉、心脏或大脑）未利用的剩余糖会转化为脂肪，储存在脂肪细胞中。这就是血糖升高会导致肥胖的原因，血糖持续超过人体需要的水平会引起过量的糖不断在脂肪细胞中以能量丰富的脂肪形式储存。血液中过量的血糖水平越高，体内累积的脂肪就越多。

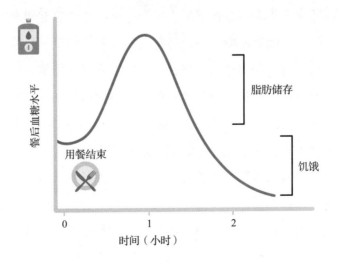

餐后血糖响应

（5）血糖储存起来后，人体就会感觉需要更多燃料（血糖），所以又会感到饥饿。在正常情况下，饥饿应该出现在前一次用餐3～4小时之后，恰好是下一次用餐时间。再次进食时，又重新开始循环。

血糖过高时

健康人食用人体经过长期进化后能够消化的食物时，血糖控制能够正常运行。血糖控制失常较为罕见，如Ⅰ型或青少年糖尿病。但是，如果进食过多或长期食用不良食物，人体血糖控制系统就会受到干扰，引起血糖水平过高。作为反应，胰岛素水平过高，这种失衡可能导致一系列健康问题。

胰岛素抵抗

长期高血糖水平会给整个人体造成压力，尤其对于有家族性血糖控制异常倾向或Ⅱ型糖尿病的人。最终，可能引起胰岛素抵抗，人体对胰岛素作用的敏感度降低。出现胰岛素抵抗时，将糖从血液转移至细胞的过程需要的胰岛素量就会比以往更多。由于这个有害过程通常没有症状，常将胰岛素抵抗称为"沉默的杀手"[1]。人们可能在受到胰岛素抵抗伤害多年后才发现这个问题，因为人们在血糖干扰极为严重时才能感觉到血糖水平的异常。首先，胰腺可能对血糖升高做出提高胰岛素分泌量的反应。过量的胰岛素使得大部分过量的糖进入细胞，能在一定程度上使偏高的血糖水平趋于正常。长此以往，这种剧烈活动会逐步耗尽胰腺中的β细胞。胰腺最终会达到一个临界点，无法再提供必要的胰岛素以维持正常血糖水平，此时，胰岛素抵抗就会发展为成人型或Ⅱ型糖尿病。

我们可以用调温器和空调进行类比。配有调温器的空调能将室温保持在固定水平，所以温度低于一定水平时，空调就会关闭，温度超过一定水平时，空调就会启动。但是，如果前门一直没关或者天气异常炎热，即使是性能优良的空调持续运行，也无法将室温保持在恒定水平，最后空调就会崩溃。同样地，人体也有控制血糖水平的机制，但是如果饮食和生活方式能够破坏这种机制（也就是"前门一直没关"），这个机制就可能失效，导致毁灭性后果。

胰岛素分泌 β 细胞的死亡

虽然我们仍然无法完全确认慢性成年型糖尿病中，何种因素杀死了 β 细胞，但我们认为高血糖可能在这种退化中起到重要作用：

- 一项研究表明，即使是血糖耐受性测试 2 小时后血糖仅上升稍高于 100 mg/dL 的人，就已经能够检测到 β 细胞功能异常，2 小时标准时间内，血糖每上升一点，β 细胞衰竭都会愈加明显[2]。

- 另一研究表明，血糖仅稍高于正常水平的人（空腹血糖 110～125 mg/dL），已平均损失 40% 的 β 细胞[3]。

- 而另一项研究表明，小鼠接受 β 细胞移植时，小鼠血糖维持在 150 mg/dL 以下时，细胞存活更好。而血糖升至 150 mg/dL 以上的小鼠，移植 β 细胞的死亡率更高。

代谢综合征

很多情况下，胰岛素抵抗者也会出现若干并发疾病，包括肥胖（尤其是腰腹肥胖）、高血压、高甘油三酯、高胆固醇和肝细胞脂肪积累（名为脂肪肝）。这些疾病统称为代谢综合征。美国将近 40% 的成人患有一种或多种代谢综合征体征。虽然没有可"感受"的生理症状，但这是一种危险的情况，使人们易于出现多种严重健康问题，从糖尿病到心脏病。如第 2 章所述，科学已证明 20 世纪人类代谢综合征的流行与很多现代化营养和生活方式变化具有紧密联系，其中很多变化已经对肠道微生物组产生剧烈影响，并在全身产生连锁反应。

糖尿病前期

如果人体控制血糖的过程所需的时间和胰岛素量高于正常水平，就有可能是糖尿病前期。正式诊断标准为空腹血糖水平长期处于 100～125 mg/dL 之间。这是一种严重的问题，因为糖尿病前期患者很可能在几年内就发展为 II 型糖尿病。这也是一种常见且通常得不到确诊的疾病，据估计，到 2030 年，西方世界中有 4.7 亿人会患上糖尿病前期 [4]，其中很多人在完全发展成糖尿病前完全不知情。糖尿病前期也是无法感觉到的。可能并没有明显症状，所以人们容易很多年都未能确诊。

II 型糖尿病

一旦血糖达到一定水平，例如 2 次或以上检查结果显示空腹血糖水平为 126 mg/dL 或更高水平，则可确认为 II 型糖尿病。I 型糖尿病是由胰腺炎症损害引起，而非饮食和生活方式，与 I 型糖尿病不同，II 型糖尿病受饮食和生活方式的影响更大（而且，通常可用饮食和生活方式改变来治疗，尤其是在糖尿病前期阶段）。这一重要的区别意味着，可以通过采用能有效降低血糖的饮食方案，来预防、延缓甚至有可能逆转 II 型糖尿病。

II 型糖尿病的正式诊断主要通过三项检查：空腹血糖检查（整夜禁食，醒来后的血糖）、葡萄糖耐受检查（饮用纯葡萄糖溶液后血糖的反应测试）和糖化血红蛋白 A1c（HbA1c）检查（指示过去 2～3 个月平均血糖水平的一项血液指标）。

一旦患上 II 型糖尿病，可选择若干类型的疗法来辅助控制血糖。医生可能会开具各种药物处方（如磺酰脲类），此类药物可能促使性能不佳的 β 细胞分泌更多的胰岛素。也可以服用其他药物（如二甲双胍等），促进肝脏和外周器官摄取更多的糖，或者注射胰岛素补充衰竭胰腺降低的分泌量。

某些糖尿病患者可能不需要胰岛素，但是如果疾病不能得到控制，这些患者在一定阶段也可能需要注射胰岛素。

HbA1c：血糖随时间的变化

HbA1c 是一种衡量已糖化或有葡萄糖分子附着的血红蛋白的百分比指标。一般正常值为 5% 或以下。较高的水平表明血红蛋白与糖分子结合的比例已经过高。这是一项有意思的检查，因为虽然单次空腹血糖检查只能指示测定时的血糖水平，HbA1c 检查却能够反映长期情况，该指标能够反映 2～3 个月内的平均血糖水平。如果血糖频繁稳定上升，就可能通过 HbA1c 百分比反映出来。

已有几项研究证明了异常 HbA1c 水平与心血管疾病风险间的联系，即使对于非糖尿病患者也是如此。一项研究表明，HbA1c 水平低于 5% 的非糖尿病性患者心血管疾病的发生率和任何原因导致的死亡率更低，但以 5% 为基础，该水平每上升一个百分点，因任何原因导致的相对死亡风险就会相应升高，即使用可能影响结果的其他因素校正后，结果仍然如此，相关因素包括体重超重、高血压、高胆固醇和心血管病史[5]。另一项研究表明，HbA1c 水平可以预测正常血糖人群的心脏病发作情况[6]。出于上述原因，HbA1c 检查能够为分析血糖趋势和诊断糖尿病前期或糖尿病提供有价值的依据。

我们认为这些疾病的发生有一定规律。有一天身体发生异常，变得不那么健康，而后突然有一天就患上了糖尿病前期或糖尿病。人们是长久以来逐渐陷入这种疾病状态的，通常这个过程会持续几年时间，而且通常没有意识到问题的存在。人们不一定知道自己已经患有胰岛素抵抗或进入糖尿病前期。他们可能不知道自己患有代谢综合征，通常也不知道自己已经完全发展成糖尿病。坦率地说，现在医生用于诊断代谢综合征、糖尿病前期和糖尿病的检查结果在一定程度上有些武断。虽然有官方范围，但这些只是健康状况下坡路上的几个站点，而这些站点都有共同的特征：血糖控制不良。

虽然得知很多人都未能得到确诊让人感到不安，但这也不令人惊讶。人们无法感觉到糖尿病。如果超重严重，医生可能会怀疑糖尿病，而且肥胖也是血糖控制问题的一个风险因素，但是糖尿病患者不一定超重，也不是所有超重的人群都患有糖尿病。

如果你提出要求，医生可能会在年度体检时为你测定血糖，但可能只测定了空腹血糖水平，这个指标不一定能反映你日常的血糖控制是否成功。

但是，有一个指标对血糖控制问题的指示意义更大，这个指标能够预测一个人是否容易发生胰岛素抵抗、代谢综合征或糖尿病前期，这些问题可能进展成为Ⅱ型糖尿病的。这个指标就是餐后血糖响应。

本书中已提及餐后血糖响应，因为这是我们前期研究的一部分。但是现在，这个指标与你直接相关。研究已证实，餐后血糖响应不仅与糖尿病的发病率直接相关，而且与心脏病、癌症和其他慢性疾病也有相关性[7~9]。与空腹血糖、糖耐量测试或 HbA1c 测试相比，这种"餐后葡萄糖响应"或餐后血糖响应也许能更精确、更早地预测糖尿病前期或糖尿病，而且可以自己测量。如下一章所述，这是我们个性化营养学研究的主要关注点。这也将成为你开始执行本书计划时的关注点，因为食用某一特定食物后的血糖升高情况，能够直接衡量这种食物对健康的危害程度，而食用有害食物的频率也预示着未来的糖尿病风险。

需要控制血糖的其他原因

血糖控制不良和血糖偏高不仅能引发糖尿病。血糖偏高持续时间过长或进食后经常血糖偏高时，也可能使以下情况发生的风险提高。

◎ **体重增加和体脂过剩**。研究表明，食用无法实质性提高血糖水平的食物后，脂肪燃烧（脂肪氧化）量会提高，而食用具有较高血糖响应的食物后，脂肪储存就会增多，这种趋势至少有一部分是由胰岛素的合成代谢作用引起的[10]。对大鼠的研究显示，餐后血糖响应较高会导致体重增加，而较高的胰岛素响应（由高血糖响应引起的）使体脂升高[11,12]。换言之，与使血糖保持平稳的食物相比，如果食物使得血糖水平出现大起大落，则引起脂肪储存和体重增加的概率更高。

◎ **饥饿、食物渴求和低能量水平**。血糖激增触发高水平胰岛素分泌时，血糖就可能降低至人体血糖的基线水平（餐前或早晨醒来时的血糖水平）。这就会引起强烈的饥饿感，使人尤其渴望糖或淀粉，这通常会导致后续的过度饱食，使不健康的进食—饥饿—进食恶性循环继续下去。很多人还报告强烈的疲劳感和低能量并同时伴有血糖和胰岛素水平升高。

◎ **总死亡率**。如果说餐后血糖升高的人死亡概率更高，可能有些危言耸听。但是，至少有一项研究表明，在长达33年的研究过程中，对于2 000位以上健康者（非糖尿病），餐后1小时血糖水平偏高，即使仍然处于"正常"范围内，也能够准确地预测各种原因的死亡[13]。高血糖本身并不能导致死亡，但可能导致很多其他健康后果，或与这些后果相关，而这些后果使人们死亡的风险提高。

◎ **心脏病**。我们知道一般高血糖可能促成心脏病。很多研究已经充分证明了这一点。一项研究专门证明，在该研究14年的随访期内，餐后经常性的高血糖与心血管事件及因任何事件死亡概率较高之间的显著相关性[14]。换言之，研究表明，如果一个人餐后容易出现高血糖，心脏病发作或死于任何其他原因的概率就更高！

另一项研究表明，葡萄糖挑战测试（模拟一餐）1小时后的高血糖与心脏病的多种不同标记物有相关性，如炎症、异常脂质比例和胰岛素抵抗，即使对于非糖尿病患者也是如此[15]。而另一项研究显示，对于非糖尿病、绝经后女性，空腹血糖水平和动脉硬化（主动脉狭窄，包括为心脏、大脑和外周器官供血的主动脉，最终可能导致心脏病和中风）并无相关性，但是，葡萄糖耐受测试后的高血糖与动脉硬化的进展有紧密联系，而动脉硬化是发生局部缺血性心脏病及大部分中风病例的根本原因[16]。还有一项研究证明，高血糖使得LDL胆固醇（"坏"胆固醇）"更黏稠"，更有可能附着在动脉壁上，提高冠心病的风险，这进一步证明，不仅是胆固醇异常，血糖异常也是一个风险因素，实际上，两种因素会联合导致心血管健康状况的恶化[17]。

这些与心血管问题的诸多联系，都与餐后血糖响应相关，而不单单与空腹血糖响应、糖尿病诊断或其他典型的血糖相关风险因素相关[18]。早在确诊任何疾病前，最重要的是餐后血糖响应，而这种餐后血糖响应也是可以用个性化饮食控制的。如下一章所述，这也是我们选择这一指标进行研究的原因之一，而"第二部分：个性化饮食计划"中，我们也会选择这一指标请你进行测定。

癌症。虽然尚无任何直接证据表明餐后高血糖会导致癌症，已有研究[19~23]表明，餐后和空腹高血糖可能与肿瘤进展风险升高有相关性。有一种现象称为"瓦伯格效应"，这一效应于1924年由德国生理学家、诺贝尔奖得主奥托·瓦伯格发现。他的重要发现之一就是，癌细胞的代谢与正常细胞有很大差异。癌细胞的生存和生长高度依赖糖，与健康细胞相比，有着极高的糖代谢速率。由于这项研究，"糖喂养癌细胞"这一观点已经出现很多年了，但通常只在整体医疗领域得到关注。肿瘤遗传学成为热门研究领域时，糖是癌症关键因素这一观点就不再受到关注，但癌症研究者近期再次开始关注这一问题。有可能（虽然还需要进行更多研究）肿瘤确实在富含葡萄糖的环境 [24,25] 中更容易生存和生长，葡萄糖供应受限时，肿瘤细胞的生长可能受到影响，但这仍然是一个初步理论。我们认为这一领域具有广阔的研究前景。也有一部分研究表明，餐后高血糖与癌症、空腹高血糖与癌症之间有一定相关性，有报道显示，排除饮食碳水化合物能够延缓癌症进展。这些相关性值得在人体中进行进一步研究。

○ **痴呆**。有痴呆家族病史的人可能都在积极预防这种退行性大脑问题。管理血糖可能是预防痴呆的有效方式。有理论表明，频繁高血糖水平能够造成包括脑血管在内的血管损伤。这种损伤会阻碍血液流向大脑，使痴呆症状恶化。多项研究表明，Ⅱ型糖尿病是痴呆的一个风险因素。痴呆和糖尿病具有若干共同特征，如葡萄糖代谢障碍、胰岛素抵抗、氧化应激和淀粉样变性（大脑中产生淀粉样蛋白斑，一部分老年病例与痴呆风险具有相关性）[26]，当两种异常同时发生时，很可能每种异常都使得另一病情恶化 [27]。

值得注意的是，有研究表明，血糖超过平均水平，即使没有达到可以确诊糖尿病的水平，也与痴呆风险提高有相关性 [28]。另一项研究结果也令人担忧，研究表明，非糖尿病人群的血糖如果处于正常范围的上限，认知障碍风险及与老龄化和痴呆相关的大脑萎缩风险会有所升高，特别是海马体区域的萎缩 [29]。也许现在认为的正常血糖水平实际偏高。

神经损伤。认为神经损伤是长期糖尿病的并发症。但研究表明，即使对于非糖尿病人群，血糖在餐后 2 小时升高时也会发生神经损伤[30]。另一项研究表明，糖尿病对大型神经纤维造成损伤，而对于具有较高餐后血糖水平的非糖尿病（或糖尿病前期）人群，血糖可能造成小型神经纤维发生可测量的损伤[31]。

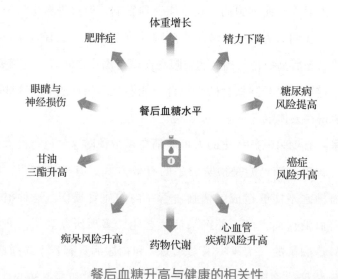

餐后血糖升高与健康的相关性

血糖水平对食物响应时发生的变化最大，认识到这一点很重要，所以饮食对管理血糖进而控制体重和调节健康状况起到关键作用。食物的选择不应该只考虑卡路里和营养元素。如果饮食能够保持血糖稳定，那么肥胖和代谢性疾病的风险就会降低，同时还能够提高精力和改善清醒状态。

血糖水平异常的原因可能非常简单，可能就是每日食用的三明治，或可能更加复杂，是多种不同有害食物选择和习惯造成的。（你将在第二部分发现这一点。）

问题在于，大部分人都不知道自己任意时间点的血糖水平。飞行员受试者谢伊能够发现面包使其血糖升高的唯一原因是，他参加了我们的研究。幸运的是，你有办法了解自己的血糖情况，你不需要参加研究就可以达到这个目的。我们将在本书第二部分解释如何用简单的器械监测血糖。

如何改善血糖控制

我们有个好消息：在从餐后血糖升高到胰岛素抵抗到真正糖尿病这一逐渐恶化过程的任意时间点，进行饮食和生活方式改变都能够降低血糖升高幅度，而更趋于正常的血糖水平能够逆转这种损伤。食物的选择是决定血糖的最关键因素，所以可以做出不同的食物选择，有效控制自己的血糖水平。问题是：应该做出何种不同选择呢？

关于控制血糖的最佳方式，有很多理论。我们知道运动有帮助，尤其是短时间的高强度运动[32]，但中等强度的运动也有效[33]。我们知道低碳水化合物饮食对一部分人有效[34,35]，低脂饮食似乎对一部分人有效[36]，已证明素食对一部分人有效[37]，富含全麦的饮食也似乎对一部分人有效[38]。美国糖尿病协会推荐选择对血糖影响较小的食物[39]，而有些研究也支持这一观点[40]。但其他研究表明，这对降低糖尿病或心脏病风险并没有实质性帮助[41]。实际上，关于何种饮食对血糖控制有帮助有很多互相矛盾的研究结果，据我们估计，血糖控制是高度个性化的问题。我们来深入探讨一种广受关注的血糖控制方法，人们认为这种方法有能力控制血糖波动：食用血糖指数（GI）较低的食物。这是所有人血糖控制的最终答案吗？

生活方式如何影响血糖

食物可能是最能调节血糖水平的因素，但其他与食物无关的生活方式选择也可能对血糖产生重大影响，并最终影响糖尿病风险。总体而言，与食物相同，可能对血糖水平产生双向影响的生活方式因素非常多变：

- **高强度运动**。高强度运动过程中，血糖将会上升，因为人体需要分解糖原供肌肉细胞消耗。但是，短期血糖升高是值得的，因为能够带来包括胰岛素敏感度增强（与胰岛素抵抗相反，是人体的自然状态）和改善血糖控制等有益效应，能够在运动后最长保持 3 天。

- **睡眠**。研究显示，睡眠不足能够阻碍葡萄糖代谢，提高胰岛素水平 [42]，从而导致肥胖和糖尿病。

- **压力**。压力与血糖升高有关，即使非糖尿病人群的高血糖也可能导致严重的健康问题，尤其是经历过创伤或严重疾病的人 [43]。对一些人而言，压力还可能导致血糖过低。

- **药物**。已知多种药物可能提高血糖水平 [44]，包括避孕药、黄体酮、烟酸增补剂、某些减充血剂、巴比妥类药物、皮质类固醇和利尿剂 [45]。其他药物可能导致血糖过低（低血糖），包括某些抗生素、β 受体阻滞剂，当然包括二甲双胍和胰岛素等抗糖尿病药物 [46]。

- **吸烟**。吸烟能够提高胰岛素抵抗风险 [47]，进而导致血糖升高。

- **激素波动**。一部分女性经期会出现血糖偏高，而其他女性却没有这种现象 [48]。这种效应呈高度个性化。

- **禁食**。长时间禁食可能导致血糖过低 [49]。

- **人造甜味剂**。我们的研究表明，人造甜味剂引起一部分人的肠道菌群发生变化，扰乱其葡萄糖代谢 [50]。

由上述因素可知，选择健康的生活方式，如睡眠充足、控制压力、戒烟和戒食人造甜味剂，有助于保持稳定的血糖水平。即使不测量血糖，也应该选择这种生活方式，因为它不可能对健康产生不良影响。但是，确定何种因素会对血糖产生影响及如何有效将其调节至正常水平的唯一方法就是测量血糖。

血糖指数

血糖指数（GI）是一种按照对血糖影响程度对食物进行排序的系统。衡量范围为 1～100。不含碳水化合物的食物没有 GI，如橄榄油或牛排等，因为这些食物不含任何碳水化合物，因此应该对血糖没有直接影响。纯葡萄糖的 GI 为 100，因为它使血糖（血液葡萄糖）上升的幅度高于任何其他食物。每种含有碳水化合物的食物都排在 1～100 之间[51]。这听起来是一个灵敏的衡量指标，因为广泛宣传的健康文献都推荐食用低 GI 食物，而且很多流行的饮食中都含有低 GI 食物。理论上看，高 GI 食物可能导致血糖升高，食用低 GI 食物能够使血糖更加稳定。如果我们能够确定食物导致血糖升高或不引起血糖升高的可能性，我们最终就可以知道如何选择食物来实现最佳健康获益。

问题在于，GI 并不能如实反映这个信息。图书或网络上列出的大部分 GI 值都是一家公司通过试验测得的（没有官方机构进行这项实验或被授权发表 GI 值）。在此项实验中，首先，研究人员请一小组受试者饮用纯葡萄糖，测量受试者的血糖值。然后，让受试者食用不同的食物，记录他们的血糖值，取其平均值，最后，计算 1～100 之间的 GI 值。但是，不要忘记只计算平均值的局限性。如果每个人都食用如香蕉等同一种食物时都会产生类似的血糖响应，那么可以认为平均值能够可靠地指示大部分人对食物的响应。但是，如果血糖对如苹果等食物的响应有巨大差异，苹果能够使一部分人血糖大幅提高，而另一部分人对同种苹果只有较低的血糖响应，那么这些响应的平均值就对所有受试者都没有指示意义。从 GI 看，你永远无法得知自己对食物的响应是高还是低，因为 GI 是一个中间值。

例如，下图显示了一组受试者对香蕉评估的血糖响应。对香蕉的响应十分类似。这些数字的平均值聚集在 65 左右，这一结果可能对大部分人是准确的。但是，对苹果的响应范围为 45 至将近 90。苹果的平均值可能也是 65，与香蕉相同。但是，对苹果的个体响应值可能在 45～90 之间（甚至可能超过这一范围）。有可能你在研究中对香蕉的响应与其他人相同，但对苹果的响应却不同。从 GI 角度看，你可能永远无法确认苹果是否会使你血糖上升或苹果对你个人是不是有益的食物选择。因此，了解香蕉的 GI 值可能对你有帮助，而苹果的 GI 值可能就没有用处。GI 值本身并不能告知你哪些值能够与你对各种食物的响应情况相匹配。

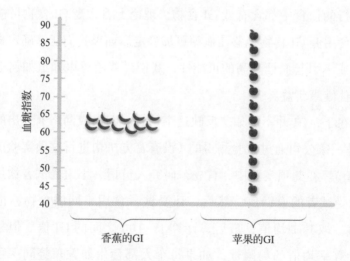

具有同样血糖指数（不同人的平均值）但不同个体响应的两种食物

GI 值还有以下问题。

◎ GI 只适用于已经测量过的饮食。无法根据已测量饮食的 GI 推断出未测量饮食的 GI 值。

◎ GI 不可累加，例如，无法测量西兰花的 GI 值，将其与胡萝卜的 GI 值相加，来确定含有西兰花和胡萝卜的食物共同引起的效应。因为人们通常不会单独食用一种食物，任何食物组合都可能使单个食物的 GI 值变得毫无意义。

◎ 无法得知向食物中加入其他原料会产生何种影响，因为可能并没有测量原料的 GI 值。向西兰花和胡萝卜中加入自制奶油或奶酪酱的量也不得而知。

◎ GI 也可用于苹果血糖负荷（GL），并衡量某种食物中碳水化合物的量与一份食物中碳水化合物量间的关系。例如，如果一个烤土豆的 GI 是 111，那么一份 142 克烤土豆的 GL 即为 33。我们很难清楚地了解这些不同数字的意义，而且也无法确定向烤土豆中加入黄油和酸奶油会产生何种影响，或烤土豆的重量是 227 克而非 142 克。而且，不考虑 GI 时，血糖的影响并不呈线性。没有办法确定 GI 如何随食物分量变化。

◎ 使用 GI 可能有问题，对按照 GI 设计饮食效应的研究也可证实这一点。一些研究表明，富含高 GI 成分的食物的饮食与糖尿病和心血管疾病风险提高具有相关性，而其他食物并没有呈相关性。这些结果均能引起对使用 GI 选择食物降低血糖的作用的质疑。因为对 GI 研究的结果各异，所以，应该根据自身的血糖响应来选择使血糖稳定的食物。如果你没有参加计算 GI 的实验，你可能永远都无法了解自己食用某种食物后的血糖值。实际上，你可能产生迥然不同的响应，甚至与实验测量人群有完全相反的反应，而实验中将这些人群的响应全部平均处理。GI 可能对你这个个体毫无意义。

你具有独特的血糖响应，而这种响应可能有时与血糖指数等标准衡量指标相似，但不一定一直如此。你无法确认过度饮食后或持续高碳水化合物或高脂饮食时，血糖是否不稳定。你也无法确认根据其他人情况建立的血糖"规律"是否适用于你自己。

碳水化合物计数

很多人想出了控制血糖的更简单方法，也就是计算碳水化合物的克数，医生也经常会为糖尿病患者推荐这种方法。所有尝试过低碳水化合物饮食的人可能都很熟悉这种方法。因为高碳水化合物饮食通常（平均而言）会引起较高的餐后血糖水平，计算碳水化合物量似乎是评估餐后血糖升高的合理方法。

我们在一项对研究受试者的约 50 000 餐进行的研究中，发现碳水化合物含量与餐后血糖响应具有显著相关性，下一章将向你介绍这一研究。但是，有很多例外情况，如对低碳水化合物具有较高血糖响应的人和对高碳水化合物具有较低血糖响应的人。大多数人对高碳水化合物饮食具有较高血糖响应，但这并不意味着所有人都会产生这种响应，实际上，有很多人都有不同的响应规律。与 GI 一样，碳水化合物计数可能能够指示你对食物的响应，但并不能确定大米、面包、曲奇饼干或冰激凌是否会引起血糖的不健康上升。

其他研究也显示碳水化合物计数并不十分有效[52]。原因有以下两点。

（1）如我们的研究所示，人们对碳水化合物的敏感度不同。一部分人会产生强烈的反应，而另一部分人不会，所以，用一定量碳水化合物的单一值来预测所有人的响应可能无效。

（2）饮食很复杂。有些饮食含有更多的脂肪或蛋白质，可能导致餐后血糖的变化不够明显（但不一定）。环境背景也很重要。如果是在运动前后或一天内的不同时间进食，这些因素也有影响，也就是，两餐卡路里含量相同的食物，但脂肪或蛋白质含量、与运动时间的接近程度或进食时间不同，已被证明会在不同人中引起不同的血糖响应。因此，只使用碳水化合物含量的模型可能无法准确预测响应情况。

糖尿病的碳水化合物计数

因胰岛炎症而失去 β 细胞的 I 型糖尿病患者通常依赖注射胰岛素，医生通常指导他们对碳水化合物进行计数来确定餐后注射的胰岛素剂量，以保证血糖水平稳定，但有大量科学文献报道，这种方法效果并不好。患者通常报告称自己根据碳水化合物计数来确定剂量，但他们有时并没有注射足量的胰岛素，那么餐后血糖就会过高，或注射过量的胰岛素，发生危险的低血糖状态，需要更多的糖来将血糖提高至安全水平。这通常会形成恶性循环。

我们有个 I 型糖尿病朋友，他也描述了这个问题。他告诉我们，自己难以根据碳水化合物计数来预测血糖水平，他的血糖水平通常取决于当天的时间、前一天是否运动和其他与饮食碳水化合物无关的因素。这令他产生严重的挫败感，因为不断根据响应控制血糖水平是一项日常事务。我们研究的一个长期目标就是为糖尿病患者提供更好、更准确且更安全的胰岛素剂量确定方法。事实上，我们正在青少年（I 型）和成人（II 型）糖尿病患者中对这一令人激动的新理念进行研究。

但你可以发现哪些因素可能影响你的体重、精力和健康风险。你可以实时确定自己对刚食用食物的独特血糖响应。你可以测定自己的血糖，获得刚食用食物影响的即时信息。与上网查找 GI 清单并期望这个清单为你提供有价值的信息不同，血糖很容易测量而且较为准确，能够反映个体食用某种食物后的个体响应。

我们选择血糖作为研究的关键点，并以此作为帮助确定个体对食物响应的主要指标，它能够反映哪些食物能够产生积极的血糖响应，哪些食物能够产生危险的血糖升高。这项令人惊奇的实验能带来诸多启示，甚至改变当前的范式。研究证明，个人根据血糖结果能够了解如何个性化设计饮食并达到良好的效果。

个性化饮食项目

　　唐娜和她的家人来自美国，但他们已经在以色列居住了好几年。搬过来之前，他们都认为从标准美国饮食转变为"地中海饮食"对全家都有益处。他们已经了解这一地区人们所谓的健康饮食方式。但恰好相反，在以色列居住一段时间后，全家的体重都有所增长。唐娜和丈夫查尔斯感到十分担忧。为什么在这种健康饮食的环境中体重还会增加呢？为什么孩子们的体重会增加？他们想要参加个性化饮食项目，不仅仅是为了给科学做贡献，同时也为了更多地了解自己的情况。他们没想到这会改变自己的生活。

　　唐娜和丈夫报名参加研究，开始跟踪血糖对不同食物的响应情况。他们的第一个发现与汉堡有关。汉堡是唐娜全家最喜欢的食物，但他们认为这是"垃圾食品"，食用时都会有些负罪感。他们惊讶地发现，这种全家最喜欢的食物会引起夫妻二人完全健康的血糖响应。但是，全家大量食用的食物却使得唐娜和查尔斯的血糖上升到异常水平，如麦片、圆面饼和大米。虽然他们对食物的响应有一定差异，但仍有多种食物对两人都会有益，虽然一般都不是他们预期的食物。研究后，他们根据两人共同的"有益"食物来为全家选择食物，并避免"有害"食物。虽然孩子们并没有参加研究（研究只包括年龄在 18 岁以上的人群），他们认为，既然夫妻二人有很多共同的指标，孩子们可能也有类似的响应。与他们的预期相同，包括孩子们在内，全家人体重都逐渐降低。所有人都感到精力更加旺盛。最大的孩子参加了当地的足球队，唐娜和查尔斯很快意识到（并告知自己的朋友），自己终于找到了改善全家人健康和精力状态的合理方法，而且这种方法能够与生活和喜好相适应。

从直觉水平上看，对食物有个性化响应也是合理的。我们知道每个人都是不同的。每个人都有不同的遗传因素和生活方式，近年来，我们还发现每个人都有不同的肠道菌群结构。这些因素意味着每个人都有不同的酶、基因和细菌基因，甚至可能拥有很多尚未发现的其他独特因素。所以每个人对同种食物有着不同的响应，为所有人拟定的饮食方式和饮食建议并不能对所有人有效也就不足为奇了。这与我们的初始假设基本相同：不同的人对一块面包、一块曲奇饼、一块 T 骨牛排等食物或一块汉堡、一碗麦片都有不同的响应。如果所有人都有同种响应，反而令人惊奇。

即使没有科学支持，同种饮食不一定对所有人有效这一观点也是合理的。但令人不满的是，这一观点并没有获得证明，也还没有成为提供饮食建议和指南的政府机构和决策者当前的实践或思维方式。

我们想要改变这种思维方式。我们对 1 000 名以上研究受试者进行研究，这一研究的受试者数目超过之前的所有研究，研究结果充分证明了对人最有益的营养学绝对必须是个性化的。

研究的设置

我们知道需要建立新的方法来理解并预测个体的餐后血糖响应情况。我们从血糖指数等指标的失败中也可得知，各组人间的平均化处理并不足以为人们的血糖控制提供依据。我们的第一个目标是证明不同人对食物有不同的响应，即使是等量的同种食物。如前所述，我们以血糖为主要指标，原因如下：

- 餐后血糖这种可测指标能够即时反映人体对食物的响应；
- 血糖波动能够准确地指示体重和健康问题；
- 血糖监测技术成熟，我们可以持续一周对研究受试者每 5 分钟测定一次血糖，共获得约 50 000 次进餐和零食的血糖响应情况。

我们从招募 1 000 位健康志愿者参加研究开始。我们高兴地发现人们踊跃报名参加研究，因为他们希望对自己的身体了解更多，从而获得个性化的食物选择信息，了解自己的微生物组结构，并减肥。

参加我们研究的人年龄在 18～70 岁之间，未确诊为成人型糖尿病（这是参加研究的要求之一，因为我们想研究非糖尿病人群的血糖响应情况）。约有一半的受试者体重超标，其中约有 1/4 患有肥胖症，这一比例与以色列（研究进行地）、美国和其他发达国家中的发病率相当。

首先，我们会收集每个人的大量信息——进食频率、生活方式和医学背景。我们会测量受试者的身高、体重和腰围等指标。还会进行一组血液检查，并为每位受试者采集粪便样本以绘制其微生物组谱。

研究中为何涉及微生物组

研究的所有指标中，肠道菌群也许是最新颖且令人好奇的研究因素之一。血糖研究中从未涉及肠道菌群，那么我们为何对此进行研究呢？如第 5 章所述，科学家已经了解到微生物组对体重、健康和血糖响应有着重要影响。我们的研究表明，所有人都有独特的微生物组"签名"，所以我们想要了解这种独特的签名是否与独特的血糖响应有相关性。我们对微生物组的前期研究已经对此有所启示，所以我们认为有必要研究微生物组是否对个性化营养有重要影响。结果如本章所述，确实有重要影响。

然后，我们将每位受试者与葡萄糖传感器相连，对其血糖水平连续监测一周时间（现在，这项技术只可用于糖尿病患者的处方确定，但我们会用血糖仪来模拟这项技术，如下节所述）。这一周内，受试者会在我们开发的手机应用程序上记录所有饮食情况，这一应用程序也可供本书读者进行个性化使用。虽然我们允许研究受试者保持大部分正常饮食习惯，但我们希望不同受试者能够接受一餐标准化饮食，所以我们会为所有人提供早餐，由白面包、黄油面包、果糖水或葡萄糖水轮流组成。我们承认这并不是特别美味或健康的早餐，但我们可以利用这种早餐准确对比研究人群对同种饮食的不同响应。我们共收集到近 7 000 次独立早餐的数据，及每位受试者 50 餐不同饮食的数据，共获得 1 000 人的 50 000 餐饮食数据，共记录 1 000 万卡路里及大量的相关健康数据。

这些参数使我们获得前所未有的专门数据进行分析，这也使得我们的研究成为迄今为止最大规模的餐后血糖响应研究。

研究的第二阶段，我们利用获得的大量数据建立一种算法，该算法能够对未参加原始研究的人进行预测，可基于简单的健康指标和微生物组样品准确预测他们对大部分食物的餐后血糖响应。

我们的发现

获得所有数据后，我们对数据进行分析，并有了一个令人震惊的发现：所有因素都是个性化的。换言之，对于本研究中所有单个医学或营养学发现，都有很多人会获得不同的结果。例如，对于每种可能导致平均餐后血糖水平上升的食物（如圆面饼），都会有一部分人对其有较低的餐后血糖响应，而对于每种可能引起较低餐后血糖的食物（如巧克力，也许与高脂肪含量相关），也有一部分人会对其产生较高的餐后血糖响应。

如下图所示，可见不同的食物有着不同的平均值。例如，巧克力和冰激凌能够引起较低的平均餐后血糖响应，但柱状图能够反映研究中人群间的实际（非平均）差异。由此可知，对于能够引起较高平均餐后血糖响应的饮食，也有一部分人的响应值低于对具有较低平均值的饮食的响应。

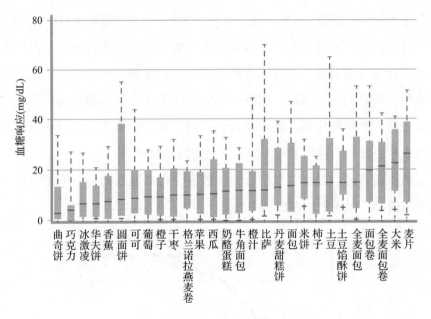

研究中对不同食物的平均血糖响应

按平均响应情况分类。柱状图表示 25～75 的百分数。

注意对于每种食物各人之间的血糖响应有高度差异。

在深入探讨研究变异性和个性化方面前，我们首先讨论研究发现的非个性化显著趋势。虽然这些属于一般规律，你个人的响应既可能与大多数人不同，也可能具有类似的响应。血糖测量能够证实这一点，但尝试血糖测量前，下面是对大多数研究受试者的血糖波动都有影响的因素。我们下面所述的前 4 项趋势与食物相关，但其他趋势与食用者相关。

一般趋势 1：碳水化合物含量

如前一章所述，我们观察到碳水化合物含量与餐后血糖响应有显著相关性。一般而言，碳水化合物含量越高，血糖响应也越高。研究中很多人对碳水化合物都十分敏感，表明他们的餐后血糖响应与碳水化合物有紧密的联系。在无专有信息前，这些人通常可能从碳水化合物计数甚至 GI 中受益。

但我们也发现很多人对碳水化合物不敏感，对这些人而言，食物中的碳水化合物含量对餐后血糖响应相关性微弱或无相关性。这个结论虽然令人惊讶，但我们十分确信。也有一部分人处于这两个极端之间，敏感度很高或很低，而对特定富含碳水化合物食物的响应也有很大差异（如对果糖溶液或冰激凌的响应高于或于低于对白面包或曲奇饼）。

总体而言，单独靠碳水化合物计数不能可靠地预测任一个体的餐后血糖响应情况，但一般均存在相关性。

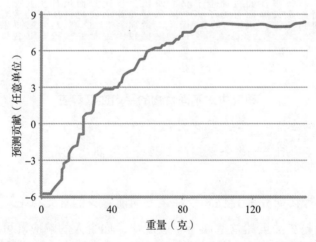

碳水化合物趋势：平均而言，饮食中碳水化合物越高血糖响应越高

一般趋势 2：脂肪含量

一般而言，饮食中脂肪含量越高，餐后血糖响应越低。这可能听起来有些奇怪，但确实与前期研究结果一致，前期研究表明向饮食中添加脂肪能够降低餐后血糖响应[1]。但在此方面，我们也发现这种效应因人而异，因此这一结论也不是适用于所有人的可靠策略。研究中很多人在饮食中加入脂肪后餐后血糖响应都有所降低，而对另一些人，只有微弱影响或无任何影响。如果你发现食用面包等高碳水化合物食物会引起血糖升高，那么简单地加入黄油等脂肪就可能逆转这种趋势。

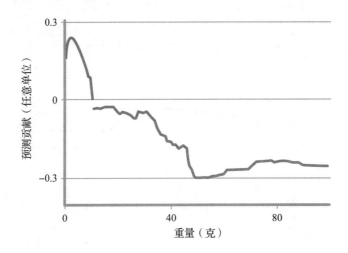

脂肪趋势：平均而言，饮食中脂肪含量越高血糖响应越低

一般趋势 3：纤维素含量

纤维素引起的血糖响应趋势复杂且有意思。一般而言，饮食中纤维素含量较高可能使当时的餐后血糖响应升高，但对此后的饮食具有长期抑制血糖升高的效应。换言之，进食高纤维素食物后 24 小时，大部分人的血糖响应有所改善，尽管在食用当时高纤维素食物具有较高的餐后

血糖响应。

因为人体消化膳食纤维的唯一方式就是通过肠道细菌的作用，所以我们推测，这种积极而延迟的餐后血糖响应降低作用可能是由于肠道菌群对添加纤维素做出响应而发生轻微变化引起的。

然而，虽然我们发现纤维素能够引起很多人发生短期不良反应，且同时能够引起长期有益作用，但可能纤维素会对一部分人同时产生短期和长期的积极作用，或使另一些人同时产生短期和长期的不良作用。鉴于我们发现的个性化证据，这符合我们的预期，但这一领域需要更多深入研究。读者将在本书第二部分探索对自己而言，高纤维食物能够引起积极的还是消极的作用。

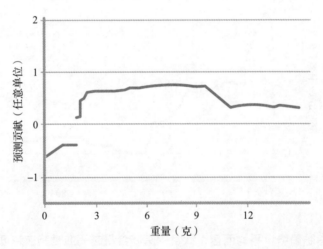

纤维素趋势：平均而言，饮食中纤维素含量越高血糖响应越低

一般趋势 4：钠与水分含量

一般而言，食物中钠含量越高，餐后血糖响应越高，而水分含量越高，血糖响应越低。如前所述，有证据表明，可能对大部分人而言，没有必要限制膳食盐量。我们当前的研究表明，在某些情况下，对某些人而言，盐对餐后血糖有不良反应，但并不一定对所有人都是如此。对于某些受试者，

钠并不能提高餐后血糖响应。

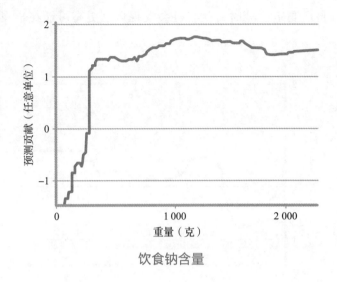

饮食钠含量

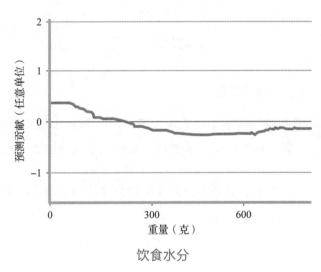

饮食水分

一般趋势 5：饮食时间与苏醒时间的关系

饮食时间与苏醒时间间隔越长，餐后血糖响应越高，所以早餐的餐后血糖响应一般低于晚餐的餐后血糖响应。但并非所有人都是如此。某些受试者完全相反，最高血糖响应发生在早晨，早餐后血糖响应高于晚餐后。本书第二部分自己测定血糖时，就有机会发现自己更有可能在早晨还是晚上血糖更高。

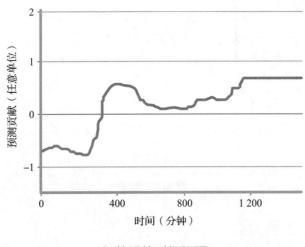

与苏醒的时间间隔

一般趋势 6：健康风险因素

风险因素相关数据显示了令人震惊的趋势。在若干已知健康风险因素存在的条件下，餐后血糖响应一般更高，包括以下风险因素。

- BMI。这是根据体重与身高的比例衡量体脂的方法（如果你还不知道自己的 BMI，网上有很多 BMI 计算器可以帮助你计算自己的 BMI）[2]。我们的研究表明，BMI 越高，餐后血糖响应高于平均值的概率就越高。

  但是，BMI 与餐后血糖响应的关系也不一定适用于所有人。某些 BMI 较高的人可能具有较低的餐后血糖响应，而某些 BMI 较低的人可能具有较高的餐后血糖响应。

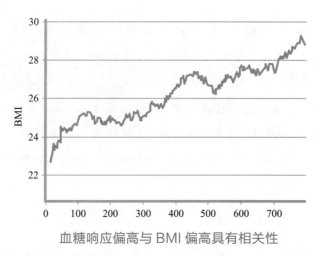

血糖响应偏高与 BMI 偏高具有相关性

受试者，按照每餐 PPGR（餐后血糖响应，即进食后血糖响应）分类

◎ HbA1c。前一章中，我们讨论过这种血糖指标能够反映过去 3 个月内的情况。这是糖尿病或糖尿病前期的诊断方法之一。正常水平在 4%～5.7%，但糖尿病患者会努力保持在 7% 以下[3]。我们研究中，一般 HbA1c 百分比越高，餐后血糖响应上升的概率就越高。但总是有例外的。

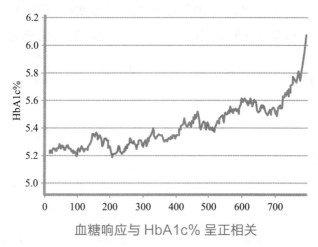

血糖响应与 HbA1c% 呈正相关

受试者，按照每餐 PPGR（餐后血糖响应，即进食后血糖响应）分类

◎ 空腹血糖。这个结果是早晨起床后立即测定的血糖值，是糖尿病的基本检查项目。正常水平一般在 70～99 mg/dL（3.8～5.5 mmol/L）。如果空腹血糖稳定地保持在 101～125 mg/dL（5.6～6.9 mmol/L）之间，就会确诊为糖尿病前期，如果空腹血糖稳定地保持在 126 mg/dL（7 mmol/L）及以上水平，就会确诊为糖尿病[4]。我们的研究中，可观察到空腹血糖和餐后血糖响应间明显的相关性，虽然与其他指标一样，并不适用于所有受试者。

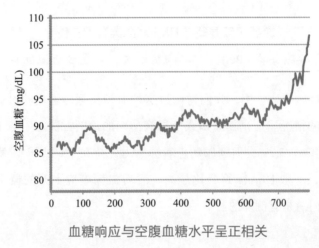

血糖响应与空腹血糖水平呈正相关

受试者，按照每餐 PPGR（餐后血糖响应，即进食后血糖响应）分类

◎ 收缩压。收缩压是标准血压读数的较高的或第一个数字；较低的值为舒张压，两者起到同等重要的作用。舒张压低于 120mmHg 属于正常。很多人收缩压越高，餐后血糖响应越高。（我们还会测量舒张压，但相关性并不显著。）

◎ ALT 或 ALT 活性。一般测量这些指标（通过验血）来确定肝脏的健康状况。通常 ALT 水平较高（与肝脏损伤相关）与餐后血糖较高有相关性，但并不一定。ALT 水平偏高可能提示已出现脂肪肝，这是肥胖或糖尿病人群中常见的疾病。

- CRP 或 C 反应蛋白。这一衡量人体某部位炎症水平的指标是一些疾病或感染的非特异性标记物，但不一定与餐后血糖响应呈正相关关系。
- 年龄。当然我们没有办法控制这个因素，但我们确实发现年龄与餐后血糖响应间的相关性。年龄越大，餐后血糖上升的概率越大。当然，这也是不一定的。

值得注意的是，不一定所有前述血糖响应趋势都局限于极端情况。例如，餐后血糖升高不仅出现在具有肥胖症或糖尿病水平的 HbA1c 的人。即使对于 BMI 处于正常范围的人，BMI 数值较高的人（如 24 与 22）也可能具有更高的血糖响应。这表明不一定只有严重的健康风险因素才会对血糖响应产生影响。一般地，血糖响应水平会在整个从健康到疾病的范围内连续受到影响。

一般趋势 7：微生物组

大部分人并不知道自己的微生物组组成。对消费者而言，这种检测非常新颖，而且最近才出现（"第二天"公司（DayTwo），我们咨询了这家公司，他们的微生物组检测就是基于我们的研究进行的）。但是，在不久的将来，你可能就能够了解自己的微生物组了。我们对研究受试者进行检测时，发现很多与微生物组中特定细菌相关的有趣趋势。例如，高水平的狄氏副拟杆菌（Parabacteroides distasonis）与较高的餐后血糖响应有相关性，而高水平的多雷拟杆菌（Bacteroides dorei）与较低的餐后血糖响应有相关性。

已经证明某些细菌与血糖控制不良及肥胖、胰岛素抵抗和血脂组成异常（如高胆固醇血症）之间的相关性[5]。这些已知的对应关系一般都适用于我们的研究。例如，直肠真杆菌（Eubacterium rectale）能够将膳食碳水化合物和纤维素发酵，产生对人体有用的代谢产物[6]，这种细菌一般与较低的餐后血糖响应有相关性。已知与肥胖相关的细菌一般与较高的餐后血糖响应有相关性，如前述的狄氏副拟杆菌[7]和多形拟杆菌（Bacteroides thetaiotaomicron）[8]。

而且，某些特定细菌的存在会导致人体对某些特定食物产生较高餐后血糖响应的概率更高，如白面包或果糖，而对其他食物却没有这种效应。肠道微生物群还涉及很多更复杂的相互作用，其中一些特定细菌的有益或无益特性与标准观点一致，而有些则是对细菌相关性的新发现。我们对微生物组了解得越多，估计在这一领域有意义的发现就越多。

一般趋势 8：异常值

如本章所示，正如我们的假设，每种趋势都有异常值。无论是偶尔出现还是经常出现，总是有一些人的响应与预期不同或与大多数人不同。响应情况不仅随体重、血压、高碳水化合物或高钠等趋势变化，而且也会随特定食物变化，如香蕉和曲奇。例如，以下两段描述了两位受试者对葡萄糖溶液和面包，香蕉和曲奇的反应对比。请注意两人对这些高碳水化合物食物有着相反的响应。对于一位受试者，曲奇并没有提高血糖，而香蕉却能够提高血糖。而另一位受试者却有完全相反的反应。

这些相反的反应是研究中最有趣的部分。因为我们的数据集巨大，分析如此全面，这些结果有着巨大的影响力，结果比其他研究能更确定地证明，通用的统一营养学确实无效。这也使我们确信，食物响应高度个性化，不是任何一种指标（即碳水化合物、糖、脂肪）能够衡量的，因此应该个性化地设计能够保持健康血糖水平的饮食方案。在我们看来，这也可以解释，为何当前寻找一种最佳饮食的营养学范式本质上是有缺陷的。并不存在适用于所有人的最佳饮食。我们对饮食的答案是个性化的，所以我们的饮食建议也必须是个性化的。但我们的研究并没有结束。

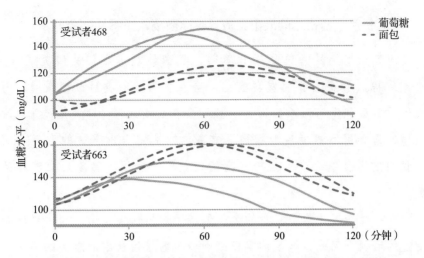

研究中对葡萄糖和面包有着相反血糖响应的二位受试者举例

（上图的受试者对葡萄糖响应更高，对面包响应更低）

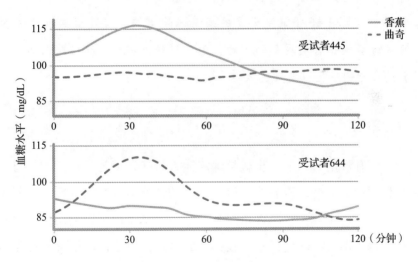

研究中对香蕉和曲奇有着相反血糖响应的二位受试者举例

（上图的受试者对香蕉响应更高，对曲奇响应更低）

伊兰·西格尔的故事：应该吃冰激凌，而不是大米吗

我的妻子克伦是一位临床营养师，我向她展示我们的研究成果时，她感到震惊。其中，我们发现有些人会在食用冰激凌后血糖激增，而食用大米后血糖却没有激增，而另一些人会在食用大米（即使是糙米）后血糖激增，而食用冰激凌后血糖却没有激增，这完全出乎她的意料。实际上，我们发现食用大米后血糖升高的人数多于食用冰激凌后血糖升高的人数。

作为一位临床营养师，我的妻子依赖于通用饮食指南，因为这就是她接受过的培训。因此，她告诉很多刚确诊为糖尿病前期的患者的第一件事就是，她的治疗方案就是戒食冰激凌等食物，而应该食用更复杂的碳水化合物，如糙米。

看到我们的数据时，她意识到，对于大部分患者，她的饮食建议非但没有帮助，实际上还可能使患者的病情恶化更快，与建议的初衷完全相反！现在她会根据我们观察到的趋势为客户提供建议，建议他们测试自己对饮食的血糖响应，以便确定最适合自己的食物。

建立算法

得到所有数据后，下一步就是确定能否将其转化为有价值的信息，特别是在数据如此多变，没有明显统一规律的情况下。我们认定答案就是将所有数据置于一个算法中，即单个复杂公式，计算机可以利用这个公式根据个体信息（我们在研究开始时收集到的信息，包括血液检查和微生物样品）来预测哪些食物最有可能导致该个体餐后血糖上升。

为开发这个算法，我们采用微生物组信息、所有收集到的其他临床数据，设计先进的子算法自动搜索预测个性化饮食血糖响应的规律。例如，

如果一个人年龄在 50 岁以上并具有某一特定物种的细菌，那么这个人对香蕉的血糖响应就较高。然后，再建立一个超级算法，将自动从数据中推断出的成百上千条类似规律结合起来，我们将数据输入这个算法。如下所述，我们的算法对餐后血糖响应的预测远远比碳水化合物技术法准确。

我们的算法与亚马逊等网站向你推荐图书的方法类似，只不过我们的算法用于预测人们对食物的响应情况，结果很成功。我们找来 100 位没有参加我们研究的人，对他们测试算法。我们非常努力地工作才达到这个程度，这是对我们工作的巨大考验，我们很渴望得到正向结果。所以我们很激动地看到算法能够利用任何人的数据，包括从未参加过原始研究的人们，能够高度准确地预测他们的个性化血糖响应。结果证明我们的算法已经掌握个人参数与个性化餐后血糖响应之间关系的规律。

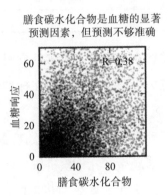

膳食碳水化合物是血糖的显著预测因素，但预测不够准确

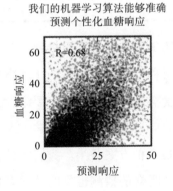

我们的机器学习算法能够准确预测个性化血糖响应

有了能够预测个性化食物响应的算法，这就促使我们开始思考：我们的算法是否有助于设计使任何人血糖水平正常化的个性化饮食？

最后一步，我们招募了 26 位新的受试者，大部分为糖尿病前期（因为他们的疾病非常常见，而且可以通过正确的饮食逆转，所以我们特别关注这一疾病），对其进行考察。我们让算法为每个人设计两种饮食方案：一种饮食方案是有害饮食，我们让算法预测能够使这个人血糖升高的饮食；另一种是有益饮食，我们让算法预测较低血糖响应的饮食。

然后受试者执行每种饮食方案各一周时间。我们对饮食方案实施一条限制条件：所有早餐、午餐、晚餐和零食的卡路里均相同，不论是有害饮食还是有益饮食。每个人根据算法的预测结果接受不同的个性化饮食，有意思的是，对一部分人有益的饮食恰好是对其他人有害的饮食。

下表就是一位受试者的两种饮食方案，可以看到食物的选择与典型的饮食方案不同。

	饮食方案1	饮食方案2
早餐	牛奶什锦早餐	蛋类和面包
午餐	寿司	鹰嘴豆沙和圆面饼
午后零食	杏仁蛋白软糖	日本青豆
晚餐	玉米和坚果	豆腐蔬菜面
夜宵	巧克力和咖啡	冰激凌

你能猜出来算法预测哪种方案是有益饮食，哪种是有害饮食吗？如你所见，每种饮食方案都包括冰激凌和巧克力等通常不会出现在标准饮食方案中的食物及寿司和坚果或鹰嘴豆沙和豆腐等公认的健康食物。

我们请没有参加项目的学生来猜测哪种是有益或有害的饮食方案，结果几乎是两种方案各半。我们已经就这个话题做了几十次讲座，经常有很多听众，听众的猜测也是两种方案各半。问题并不复杂，但答案也不太明显。两种饮食都与典型的饮食方案不同，而且对于研究中的不同受试者，"有益"和"有害"的饮食可能完全不同。这是只有算法能够解决的难题。

在此情况下，饮食2是算法预测对该受试者有益的饮食，而算法预测饮食1有害。对于另一位受试者，结果可能完全相反。

既然算法已经能够创建有益和有害的饮食，我们很想观察这些结果在实际生活中是否有效。我们将26位新受试者的信息输入算法，为每个人创建有益和有害的饮食方案，共 52 份饮食方案。受试者执行自己的有益饮食方案一周时间，然后下一周再执行有害的饮食方案。

下文列出了上表中所述对于有益和有害饮食，受试者的血糖响应情况。下图显示这一受试者在整周时间执行有害饮食方案（黑色线）时和整周时间执行有益饮食方案（灰色线）时的连续血糖响应情况。执行有害饮食方案时，可明显观察到餐后血糖水平偏高，表明受试者葡萄糖代谢受阻，可能已经处于糖尿病前期。这是受试者食用牛奶什锦早餐、寿司和坚果时的结果。

但执行包括蛋类、面条和冰激凌且与有害饮食方案卡路里相同的有益饮食方案时，餐后血糖水平完全正常，整周时间内未出现上升。我们相信，如果这位受试者再继续坚持这种有益饮食方案（冰激凌等）几周时间，就可以逆转他的糖尿病前期状态。

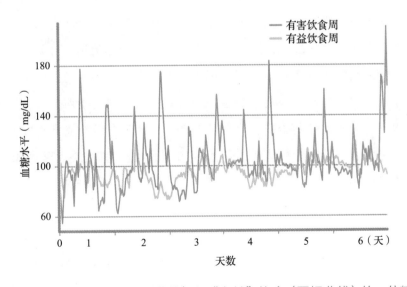

执行"有害"饮食（有升高的曲线）和"有益"饮食（平坦曲线）的一位糖尿病前期受试者的一周连续血糖水平对比（两种饮食每餐的卡路里相同）

我们为受试者用算法量身设计了有益和有害饮食，结果大部分受试者都得到类似的结果。这些结果令我们震惊，我们首次证明人们具有显著控制自己血糖水平的能力，甚至仅仅一周时间内就可以从糖尿病前期血糖水平恢复到正常血糖水平，而这只需要改变饮食选择。

苏·C

我现在40多岁，在一家跨国公司工作，所以经常会跨大西洋飞行。我一直很健康。我会少量吸烟，但不用服药。每年体检的结果都是全部指标正常。我承认我轻微超重，但我太忙了，没有时间进行各种正式的体重管理项目或经常锻炼。

我有位朋友是个性化营养项目的工作人员，朋友为我介绍了这个项目并说服我参加研究，我就同意了。我得到了有意思的饮食检验结果，但最重要的是，我发现自己竟然已经是糖尿病前期！我从不知晓自己竟然有这个问题，但现在我知道了，约40%的人受到这个问题的困扰。对于我的情况，每年体检时医生测得的空腹血糖并不足以发现这个问题，但由于研究过程中我连续测定了一周的血糖情况，所以我的血糖响应明显失常，高于正常水平。得到这样的诊断，我感觉自己非常幸运，因为我已经知道，有70%未进行监测的糖尿病前期患者会在10年或20年内完全发展成糖尿病，我可不想成为其中一员。

我对自己的生活方式进行彻底的调整。因为担心心脏问题，我戒烟了。我尽量减少频繁的跨时区旅行。我还发现，改变进食时间也能改善血糖控制。当然，我在饮食上也做了调整。减少大米的食用量，避免食用橙子，但是可以每周喝一次啤酒，我心爱的麦片又回到食谱上。我还报名参加了糖尿病前期的随访研究。研究中，我分别遵循个性化"有益"和"有害"饮食方案各一周时间。令人惊奇的是，我执行对我个人"有益"的饮食方案时，血糖水平完全恢复正常！我现在已经开始遵循这种新的饮食方案，尽量多运动，我现在感觉好极了！我非常感激个性化营养项目为我提供了及时的诊断，并赋予我重新掌控自己健康的能力。

这对你意味着什么

这些结果体现了很多复杂的事情，也为未来带来很多希望。根据1 000人分别对食物响应情况的巨大差异，我们的结论是没有一种饮食适合所有人。如果你一直为无效的饮食方案而苦恼，现在终于可以停下来了。人与人之间的差异实在太大了，并且现在已经有了确定性的证据。这就意味着，如果某种饮食方案对你没有效果，那么这种饮食可能不适合你。过去饮食方案的"失败"可能并不是你的错。饮食方案失败的原因可能只因它没有考虑你的个体信息。

研究的下一步就是开始对糖尿病前期和糖尿病人群开始进行长期的饮食干预研究。这些研究将持续整整一年时间。因为我们相信，将血糖调节到正常水平的效应应该持续更长的时间，而不只是我们所观察的一周时间。我们希望，更长时期的干预能够逆转甚至可能治愈这种当代最严重的流行代谢性疾病。我们相信，现在已经有了正确的方法和工具来实现这个目标，而且不必使用药物，只需要简单的个性化饮食调整。

更广泛地讲，我们相信，我们正在进入营养学研究的新时代。我们认为，我们现在正逐步摆脱被各种外衣伪装的标准饮食和饮食建议，从而转向个性化饮食的前沿。我们正在学会提出更有针对性的问题，同时也逐步找到了答案。我们预测，终有一天，孩子们上学时就不必学习那些通用型营养学指南了。相反，他们可能会学习如何为每个人确定最佳的饮食指南。我们盼望这一天的到来。

而且现在你也可以做些事情。你也可以参与进来，只需要测量自己的血糖，把结果登记在我们的免费手机应用程序上，就可以确定哪些食物有助于保持你的血糖稳定。这可能正是你最终减肥成功、精力旺盛和保持健康的正确途径。下一章将带你开始这段新旅程。

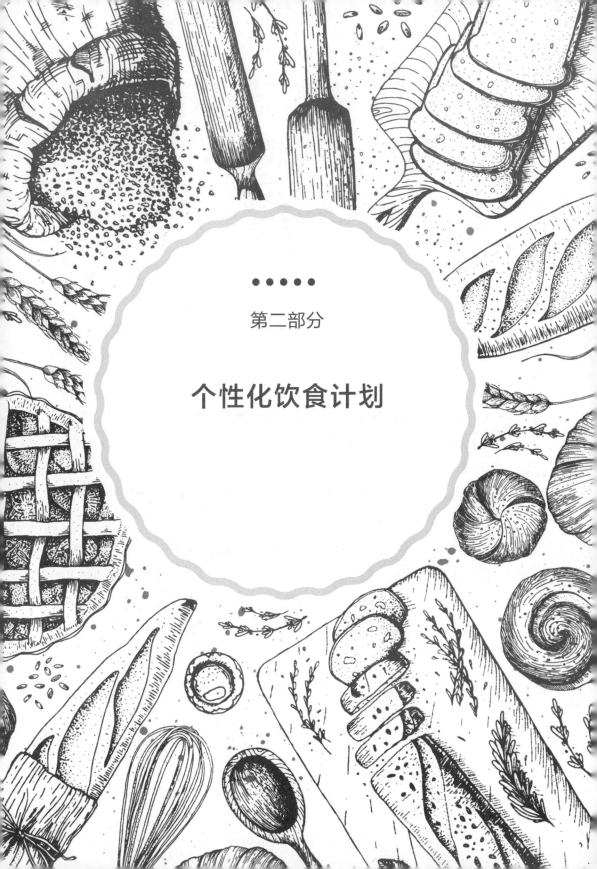

第二部分

个性化饮食计划

第 8 章

CHAPTER8

检测自己的血糖响应

欢迎来到本书的计划部分。现在你可能非常迫切地想了解自己对特定食物的响应及如何衡量这种反应。你也可能非常想知道你自认为对自己有益的食物是否真的有利于控制血糖，自认为有害的食物是否可能并没有那么多坏处。也许你对冰激凌持乐观态度或者正在祈祷西兰花应该不在范围内。

如你所见，研究受试者和其他执行个性化饮食的人都有了很多令人惊讶的发现。但是，不论我们见过多少人的结果，我们都不可能知道你的结果。你必须自己找到答案。是时候来探索究竟何种食物有利于你的健康和体重管理，且应该将何种食物排除在你的个性化健康饮食方案之外了。

血糖测量

找到个性化饮食方案的关键在于，食用喜爱或愿意经常食用的食物前后测量血糖。你的血糖就像一块指示人体各方面对饮食和生活方式的响应是否有益的仪表盘，包括微生物组的响应。即使不知道你的微生物组的组成，或你的基因和健康状况如何影响你对某些食物的耐受性，测量血糖也能够给出明显的答案：人体对引起血糖变化缓和且范围较窄的食物具有良好的响应，或对引起血糖剧烈变化或者使血糖保持较高水平的时间超出正常水平的食物具有不良响应。你可以通过简单的刺手指采血试验获得这些信息。尽管刺手指采血听起来不那么吸引人，但这是一种相对简单的方法，也是实时了解身体对特定食物响应的唯一方法。

我们的一位同事露西最近决定（在我们的催促下）自己尝试测量血糖。她对刺手指采血有些迟疑，认为这是一个复杂而令人迷惑的程序。她先在当地药房买来"入门级"血糖仪，一明白各种东西的工作原理，她就开始尝试了。她惊讶地发现自己几乎感觉不到采血笔尖的刺痛，整个过程快捷方便。最令她惊讶的是，获得自己身体对某些食物响应的即时反馈是多么令人着迷。

第一周，露西了解到虽然很多她喜欢的食物能够保持稳定的血糖，如黄油吐司、红酒和玉米煎饼，但免煮麦片、意大利面和她早上习惯喝的拿铁摩卡等其他食物却会使她的血糖激增。不久，她就开始随身携带测血糖的仪器和耗材，检测自己经常吃的食物、新食物、餐馆食物和零食。她在手机上详细记录对自己"有益"和"有害"的食物，这些血糖测定结果使她有了足够的积极性以避开引起血糖大幅升高的食物。

虽然我们理解刺破手指可能是个障碍点（别介意我这样说），但我们可以向你保证，你从这项实验中获得的个性化结果完全值得这种付出。你会庆幸自己尝试了这种方法。

这很简单，做得越多就越会感觉这不算什么困难。我们已经发现，一旦人们开始测量自己的血糖，开始获得自己身体的即时信息，他们就会想要了解更多。如本书概括的计划，有些人只会坚持测量一个星期，但更多人专注于测量血糖，继续检测新的食物并在不同情况下进行复测，如运动后、不同时间食用同种食物、尝试新食物或新餐馆时，以及度假时，这样就可以尽量多的获得个性化血糖响应信息。我们已经看到很多之前的研究受试者的体重超标和糖尿病前期问题得到解决。如果你因为要刺破手指，而不太确定是否使用这种能够有效提供有价值信息的健康和饮食工具，可以考虑以下方面的问题。

- 针尖极细，只会在手指上轻轻刺一下。很多人都说自己几乎都感觉不到。
- 只需要持续测定血糖一周时间。如果愿意，可以继续检测新食物，很多人感觉这很有意思，所以会继续按需检测，但是，在短短一周时间里，就可以获取自己对食物个性化反应的大量信息。
- 那些曾经昂贵且只适用于糖尿病患者的仪器和耗材现在的价格很容易承受，不用医生开处方，很容易买到。任何药房、很多折扣店和电商都有销售。
- 你将要获得的信息是无价的，无法通过其他任何方式精确测量。
- 上百万位糖尿病患者必须每天刺破手指很多次，才能保持血糖处于可控范围内。难道你不愿意坚持一周来刺破手指测量血糖，以预防糖尿病吗？

我们认为虽然每个人都应该测量血糖，因为这种方法能够提供大量的信息，但我们也理解还是有些人认为自己不能这样做。本章末，我们将讨论一些评估食物选择的其他方法，但是，这些方法更加难以操作，更加耗时，而且准确度也较低。了解食物对个人影响的金标准就是血糖检测。这是了解个性化饮食的关键。

不用刺破手指的血检？不久的将来！

未来，可能会出现无创血糖测量技术，不必刺破手指，但是这种技术可能还需要几年时间。也有名为"第二天"的公司从魏茨曼科学研究所获取了我们个性化营养学技术的授权。他们已经开发出分析微生物组的方法，可以基于粪便样本获得结果，而不必测量血糖。他们利用食物对血糖响应的大规模数据库，以及用我们设计的算法预测响应情况，最后给出最有可能有利于个人的饮食建议。这种技术和直接测量血糖的关键区别在于，他们的分析需要若干参数，包括微生物组分析，从而能够同时预测出你对从未食用过或测量过的食物响应。同时，你可以一次性获得所有结果。

如何测量血糖

测量血糖很简单，但是测量前做好规划能够使这个过程更加简单，并有助于避免不必要的测量。本个性化饮食计划中，你需要完成下列事情。

（1）计划想要检测的食物，购买需要的物品。

（2）购买血糖测量设备。

（3）试测一次，以便学会如何使用验血工具包。

（4）规划血糖测量日程表。在早晨做一次基线测量，然后在食用前和食用后定期测量血糖。（这一点将在食物检测章节进行规划。）

（5）测量自己对特定食物的响应情况。

（6）在我们的手机应用上，或使用本书提供的表格自行跟踪自己的结果。

（7）分析结果，确定哪种食物对你有益，哪些食物会使你血糖升高。

（8）毫无负罪感地享用对自己"有益"的食物，避免对自己"有害"的食物，或利用下一章的理论确定避免血糖大幅升高的方法。

（9）观察自己的体重和健康指标逐渐恢复正常……

然后享受生活吧！

我们开始吧！

规划要检测的食物

你可能很想知道自己对很多种食物的血糖响应情况。规划优先检测的食物有助于在最短时间内找到答案。不论你要在一周内检测，还是要在很长一段时间内分散检测，都应该首先规划要检测的食物。我们建议对以下食物进行检测。

- 喜欢经常食用的食物，包括一餐食物中包含的所有元素，如三明治加薯片和曲奇饼干。你可以对每样食物进行单独检测，但是，如果你总是一起食用这些食物，也可以看看食物的组合是否适合你。而且，如果你大部分早餐都选择同样的食物，就可以检测这些食物。

- 认为对自己有害而一直在回避的食物，这样就可以知道这些食物是否真的对自己有害。检测的量应该和自己通常食用的分量相同，如果你认为可能食用这些食物。例如，如果你喜欢冰激凌或巧克力，但又认为自己不应该选择这些食物，你就可以在本周对其进行检测，从而知道这些食物是否确实对自己有害。

- 认为对自己有益而一直食用的单种食物（或餐食），尽管自己并不十分喜欢这些食物。如果这些食物能够引起血糖升高，那么你就可以高兴地放弃这些食物了。如果你并不特别喜欢燕麦片或浆果或沙拉（但会努力咽下这些食物，因为它们对自己"有益"），那么就可以检测这些食物是否如自己的想法一样对自己有益。

- 你很想了解的食物或饮料，如咖啡、香蕉、奶酪、葡萄酒、啤酒或纸杯蛋糕。把这些食物当作零食，不与正餐一起食用，就可以单独检测这些食物了。

- 任何非家庭烹制且经常食用的外购食物。你有最喜欢的餐馆吗？你每天都会订咖啡吗？你经常去外面吃寿司、汉堡或意大利面吗？也检测一下这些餐馆食物。就算你不知道食物或饮料中的所有配料也并没有影响。你的目的不在于检测配料。记住，问题的关键在于检测你实际生活中的饮食体验。

我想要检测的饮食

在此记录你想要检测的所有东西，如果已经完成检测就勾选方框（我们将在下一节向你展示到底如何进行检测和记录结果）。这有助于你跟踪所有想要检测的东西。注意我们为每一餐预留了 7 个空间，以便填写一周的检测结果。不过，你不必每餐都进行检测，这样你就需要不止一周时间，如果你愿意，也可以选择这种时间安排。

	早餐	已检测
（1）	_____	☐
（2）	_____	☐
（3）	_____	☐
（4）	_____	☐
（5）	_____	☐
（6）	_____	☐
（7）	_____	☐

午餐　　　　　　　　　　　　　　　　　　　已检测

（1）＿＿＿＿＿＿＿＿＿＿＿＿＿＿＿＿＿　☐

（2）＿＿＿＿＿＿＿＿＿＿＿＿＿＿＿＿＿　☐

（3）＿＿＿＿＿＿＿＿＿＿＿＿＿＿＿＿＿　☐

（4）＿＿＿＿＿＿＿＿＿＿＿＿＿＿＿＿＿　☐

（5）＿＿＿＿＿＿＿＿＿＿＿＿＿＿＿＿＿　☐

（6）＿＿＿＿＿＿＿＿＿＿＿＿＿＿＿＿＿　☐

（7）＿＿＿＿＿＿＿＿＿＿＿＿＿＿＿＿＿　☐

晚餐　　　　　　　　　　　　　　　　　　　已检测

（1）＿＿＿＿＿＿＿＿＿＿＿＿＿＿＿＿＿　☐

（2）＿＿＿＿＿＿＿＿＿＿＿＿＿＿＿＿＿　☐

（3）＿＿＿＿＿＿＿＿＿＿＿＿＿＿＿＿＿　☐

（4）＿＿＿＿＿＿＿＿＿＿＿＿＿＿＿＿＿　☐

（5）＿＿＿＿＿＿＿＿＿＿＿＿＿＿＿＿＿　☐

（6）＿＿＿＿＿＿＿＿＿＿＿＿＿＿＿＿＿　☐

（7）＿＿＿＿＿＿＿＿＿＿＿＿＿＿＿＿＿　☐

零食　　　　　　　　　　　　　　　　　　　已检测

（1）＿＿＿＿＿＿＿＿＿＿＿＿＿＿＿＿＿　☐

（2）＿＿＿＿＿＿＿＿＿＿＿＿＿＿＿＿＿　☐

（3）＿＿＿＿＿＿＿＿＿＿＿＿＿＿＿＿＿　☐

（4）＿＿＿＿＿＿＿＿＿＿＿＿＿＿＿＿＿　☐

（5）＿＿＿＿＿＿＿＿＿＿＿＿＿＿＿＿＿　☐

（6）＿＿＿＿＿＿＿＿＿＿＿＿＿＿＿＿＿　☐

（7）＿＿＿＿＿＿＿＿＿＿＿＿＿＿＿＿＿　☐

	其他食物	已检测
（1）	_____	☐
（2）	_____	☐
（3）	_____	☐
（4）	_____	☐
（5）	_____	☐
（6）	_____	☐
（7）	_____	☐

购买耗材

开始测量血糖前，你可能需要一些耗材。因为糖尿病患者需要监测血糖，所以血糖测量设备多年前便可以不凭处方购买了，但是这些耗材曾经非常昂贵（保险可报销）。但是，近年来，血糖测量设备的价格已经降低了很多，不仅是因为糖尿病患者前所未有的多，也有可能是因为血糖测量越来越受生物黑客（乐于试验何物会影响自己健康的人）、低碳水化合物饮食者和其他想了解血糖情况的人关注。而且血糖测量的科技含量也有所提升，使得操作更加便捷，所有人都能够使用，已经出现蓝牙或联网血糖仪及其配套的智能手机和电脑应用。

你可能需要的东西可以以工具包的形式一次性购得，价格在20～50美元之间。网上搜索"血糖测量设备"或去当地药房或折扣店寻找最划算的商品。有很多种选择，随着血糖测量越来越流行，价格也可能继续降低。你所需的所有物品如下。

  ⌀ 血糖仪。血糖仪可能非常简易，价格不贵，也可能有更高的科技含量。有些血糖仪甚至可以通过蓝牙与智能手机同步，自动记录测量结果。

◎ 采血器和针头。这些物品简易且价格不贵。你只需要一个采血器，一大包针头可以用很长时间。

◎ 血糖试纸。这是价格最贵的物品，因为试纸是血糖仪专用的，最好能首先买到划算的试纸，然后选购相匹配的血糖仪。直接购买的试纸在准确度方面基本相同，可以根据价格选购，因为价格差异很大。药房里一瓶 100 件的试纸可能卖到 200 美元，但是 10～12 美元也能买到一盒 50 件的试纸。按每餐测量 5～6 次计算，每餐的检测成本只有约 1 美元。

试测一次

拿到耗材后，就可以准备开始测量了。开始进行食物检测前，可以试测一两次，以便学会如何使用测量设备。刚开始好像有点复杂，但是一旦开始做，就会发现这很简单。按照购买设备的说明书，每种都有其独特的步骤，一般而言，测量步骤如下。

（1）打开血糖仪。（如有，同时打开手机上的应用，让应用与血糖仪同步。）

（2）出现提示信息时，取一张试纸插入血糖仪。

（3）为采血器安装针头。

（4）用手指按住采血器，点击按钮轻轻刺破手指。

（5）使手指与试纸末端接触。只需要一小滴血液。

（6）等待血糖仪记录血糖读数。这一般只需要几秒钟。

（7）记录结果，同时记录时间和情况（如早晨空腹测量、食用某种食物后 30 分钟，等等）。

首次测量时，我们建议进行校准。连续测量 2～3 次血糖，看结果是否接近，结果应在 10～20 mg/dL 或（对于糖尿病患者）在 10～20 mg/dL 偏高的水平。结果间的差异应在 10%～20% 范围内。此类偏差属于正常现象，因为结果受到很多因素影响，如刺手指的方式、血滴的大小，甚至气温。这些都只是"测量噪声"，如果结果处于上述参数范围内，就不必担心。家用血糖检测设备并没有医用血糖检测设备那么精确，这种较大的差异实属正常。如果你一次的差异过大，可能只是误差导致的，但如果连续多次测量，结果仍然较为分散（差异超过 20%），那么血糖仪可能出了问题，应该换一台新的血糖仪。

开始测量后，就可以将引起超出进食前水平 10%～20% 以上的血糖升高食物认为是有效信号。这样你就可以准确测量了。如果发现偶尔会测得极高或极低的结果，那也可能是错误导致的。可以尝试再次进行测量。

只要习惯了测量自己的血糖，你就会感觉测量过程非常快捷。如果你随身携带测量设备，就可以根据需要随时随地进行测量。

规划检测时间表

规划检测时间表的方法有很多种，这取决于你的检测频率。你可以连续一周对每餐和零食进行检测，也可以每天只检测一餐，持续检测几周时间，直到完成所有目标食物的检测。或者你也可以选择居于二者之间的方法。

时间表里应该纳入的第一件事就是确定空腹血糖。这需要早晨起床后进食前进行测量，可以作为基线值，来观察不同食物引起的血糖相对于基线值的变化情况。这一点非常重要，因为每次检测时，都需要跟踪血糖的上升和下降情况。如果你知道了基线值，就可以知道血糖何时恢复正常。血糖恢复正常所需的时间在血糖测量中的地位，与食用特定食物后血糖升高的幅度同样重要。

决定检测某一餐或零食时，就需要在进食前一次性准确测量血糖。如果结果并未处于或接近空腹血糖水平（早晨空腹测量的结果），你就需要等待其恢复正常。有时如果刚刚进食过，血糖水平可能过高。应该在基线水平或接近基线水平的血糖下开始进行检测。

然后，进食后进行 4 次独立测量，每 30 分钟一次，从进食第一口食物30 分钟后开始。换言之，你应该在 30、60、90 和 120 分钟进行测量。如果血糖在 2 小时后仍然偏高，应该继续每 30 分钟测量一次，直至血糖恢复到早晨空腹血糖值的 10%～20% 范围内。

例如，基线空腹血糖为 85 mg/dL。（可能每天早晨不同，但各测定值应相互接近。）假设你起床后不久就开始早餐，则空腹血糖即可作为早餐前读数。从第一口早餐开始计时。30 分钟时，再次进行测量。血糖可能是 120 mg/dL。60 分钟时，可能是 100 mg/dL。90 分钟时，可能是 95 mg/dL。2 小时时，应该恢复到约 85 mg/dL。

你个人的读数可能与这个例子有很大差异。你的血糖值可能上升到更高水平，也可能在 60 分钟时就恢复基线水平。也可能上升幅度不高，但保持高水平的时间更长。这些波动发生的原因可能有很多，包括你自己的健康参数、微生物组成、时间，当然与你的食物也有关系。但是，最重要的问题在于你对你喜爱的早餐有何种响应。

开始时你并不知道血糖在异常升高，因为这是由个体决定的。如果进食后血糖总是上升至 120 mg/dL 左右，那么这就是你的正常情况。但如果食物突然使你的血糖升到 160 mg/dL，那么这就是血糖异常升高。如果你是糖尿病患者，你的正常水平可能更高，例如，如果你的正常水平是 160 mg/dL，那么就可以认为餐后血糖突然超过 200 mg/dL 是血糖异常升高。测量越多，就会越了解什么是正常的、什么是不正常。（用我们的免费应用程序很容易跟踪和区分。）

你的结果"正常"吗

虽然已经得知你的正常情况如何，但是你可能还想了解一般情况下如何判断血糖水平是否正常，或者能否判断你可能已经患有糖尿病前期或糖尿病。这一点很重要。我们的研究中有些人就是因为测量了血糖，才发现自己已经患有糖尿病前期或糖尿病。

虽然所有人都会偶尔血糖激增，但这种激增具有食物和情境特异性，如果血糖持续高于某一水平，那么就需要到医院做进一步检查。美国糖尿病协会（ADA）推荐以下空腹和餐后血糖指南。

空腹血糖值	
正常，非糖尿病患者	70～99 mg/dL
糖尿病前期范围	100～125 mg/dL
糖尿病范围	125 mg/dL 以上
ADA 推荐的糖尿病患者目标范围	80～130 mg/dL

餐后 2 小时血糖值	
正常，非糖尿病患者	140 mg/dL 以下
糖尿病前期范围	140～199 mg/dL
糖尿病范围	200 mg/dL 以上
ADA 推荐的糖尿病患者目标范围	180 mg/dL 以下

不要忘记，虽然总体目标是将血糖恢复到正常水平，但检测每餐饭和食物的意义在于确定哪种食物能带来最健康的响应。选择这些食物有助于血糖的下降。最终也可能会降低空腹血糖水平。

理想的检测时间表

以下为我们推荐的时间安排。

- 醒来时（确定基线值）
- 第一口早餐后 30 分钟
- 早餐后 60 分钟
- 早餐后 90 分钟
- 早餐后 120 分钟
- 午餐前
- 第一口午餐后 30 分钟
- 午餐后 30 分钟
- 午餐后 60 分钟
- 午餐后 90 分钟
- 午餐后 120 分钟
- 午后零食前（如果有）
- 第一口零食后 30 分钟
- 零食后 30 分钟
- 零食后 60 分钟
- 零食后 90 分钟
- 零食后 120 分钟
- 晚餐前
- 第一口晚餐后 30 分钟
- 晚餐后 30 分钟
- 晚餐后 60 分钟
- 晚餐后 90 分钟
- 晚餐后 120 分钟
- 任何其他零食前后，与每餐饭相同，包括夜宵
- 上床休息前，确认是否恢复到基线水平

听起来好像要测量很多次，但是，测量次数越多，就能得到越多的信息。而且，要记住不必检测每天的每一餐和每次零食。如果将检测分散在一段较长的时期内，也是同样有效的。

恢复到基线水平的重要性

为了根据血糖测量结果对饮食进行最准确的评估，进食前血糖应处于基线水平。基线为标准空腹或晨起时血糖读数的 ±(10～20)mg/dL 范围内。如果餐前测量的血糖高于基线水平（尤其是两餐间隔过近时可能出现这种情况），那么血糖结果就不一定可靠。如果餐前读数超过基线的 ±(10～20)mg/dL，我们建议放弃测量这一餐或等待血糖恢复到基线时再进食。

因为你的饮食方式和时间可能与他人不同，你也可以按照你的需求或时间调整检测时间安排。以下有两种选择。

检测时间安排选择 1

如果你不想检测每一餐或每一次零食，而是只检测一天内的某一餐或零食，那么其他时间进食时就不必检测，就可以遵循这个选择。也许你每周只检测一天或几天。如果你更愿意这样，就可以遵循这个时间表几周时间，或者也可以随机根据自己的情况进行。

- 醒来时（确定基线值）
- 临用餐前
- 第一口食物后 30 分钟
- 进食后 60 分钟
- 进食后 90 分钟
- 进食后 120 分钟

ℒ 上床休息前，确定是否恢复到基线水平

检测时间安排选择 2

另一个选择是检测所有餐饭，但不在餐前或餐后做那么多次检测。这种检测方法并不会给出那么多血糖升降的信息，但是提供的信息可以告知你真正的问题所在。如果你更愿意选择这个方法，可以尝试以下这种时间安排。

ℒ 醒来时（确定基线值）
ℒ 临用餐或零食前
ℒ 第一口食物后 60 分钟
ℒ 进食后 120 分钟

无论你选择何种检测方法，都应该做好计划，并知道自己坚持执行计划将获得更多信息。

开始检测并跟踪结果

既然已经准备好所有东西，那么是时候开始按照你的饮食计划和检测时间安排进行检测了。在此过程中，你将持续跟踪结果以便进行分析。有两种方法完成这项工作：通过我们的应用，你可以通过网站 www.thepersonalizeddiet.com 下载，或自行记录。当然，特别推荐你使用我们的应用，因为这种方法更容易记录你的数据。它可以储存所有信息，并根据你输入的原始数据计算响应值。还可以总结你对饮食的响应情况，为你的营养摄入给出其他总结。应用程序是免费的！可以安装在任何智能手机上。你会喜欢这个应用程序，原因如下。

- 应用程序会帮助你整理所有数据和信息。你可以从含有 1 万多种食物的数据库中选择一餐的食物组成。这个数据库包括营养素值（卡路里、碳水化合物、脂肪、蛋白质、维生素和矿物质），这是一个额外的好处，因为它可以帮助你确定你的膳食是否平衡且并没有经常饮食过量。应用程序还能计算你个人的卡路里和营养素需求。

- 应用程序会提醒你进行检测。

- 应用程序会利用你输入的血糖测定结果绘制你的血糖响应曲线，并依据血糖升高的持续时间和幅度为每一餐打分。这种评分系统可以很直观地反映哪种饮食更有益，哪种有害。

- 应用会为你规划所有饮食，为你创建你已检测餐饭的列表并为每一餐打分。你可以对列表进行排序，并随时查看，所以你很容易回忆起哪些饮食"有益"，哪些饮食"有害"。

我们认为这个应用程序非常有价值，而且会为你节省大量信息的记录和整理工作。

但是，如果你更愿意创建自己的体系，也没有问题。你应该在检测时跟踪所有结果和记录。你可以用表格的形式做记录，然后将数据手工或用 PowerPoint 等软件绘制成图形。这样你就可以记录自己的食物和进食时间，可以直观地确定哪些曲线正常，哪些上升幅度过高或升高的持续时间过长。较高的上升幅度或持续时间较长即为异常血糖升高，表明食物"有害"。

下面举例说明自行跟踪信息的方法，如果你确实不想用这个应用程序。

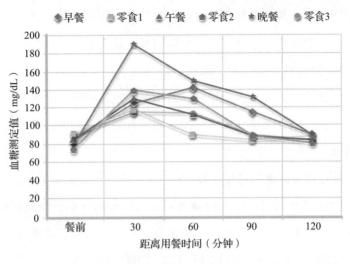

血糖水平，1月9日

早餐 燕麦片加浆果， 咖啡加奶油	零食 1 苹果加杏仁酱	午餐 火鸡三明治， 薯片	零食 2 橙子	晚餐 扁豆咖喱，印度 香米，萨莫萨三 角饺，酸奶饮料	零食 3 巧克力冰激凌

　　如果与图形相比，你更喜欢数字，那也可以做一张类似下面的表格，列出自己的数值。

	早餐 燕麦片加浆果， 咖啡加奶油	零食 1： 苹果加杏仁酱	午餐： 火鸡三明治， 薯片	零食2： 橙子	晚餐 扁豆咖喱，印度 香米，萨莫萨三 角饺，酸奶饮料	零食 3 巧克力冰激凌
餐前	84	91	84	75	79	90
30 分钟	125	118	130	140	190	115
60 分钟	142	90	112	130	150	114
90 分钟	115	84	90	89	132	90
120 分钟	90	88	85	80	90	84

　　注：表中血糖值单位为 mg/dL。

　　我们开发应用程序的目的就是减轻你创建图表或体系的负担，所以希望你能用这款应用程序!

整理数据

跟踪对之前列表上所有饮食的反应后,就可以开始审视你的有益饮食列表(只引起血糖轻微上升的饮食)和有害饮食列表(引起血糖上升更加剧烈的食物)。如果你使用应用程序,这些工作已经全部完成了,你可以得到能够体现哪些饮食对你有益或有害的分值,你可以通过以下方式整理自己的信息。

已检测的饮食　　　　　　　　　有害还是有益

早餐:

(1)＿＿＿＿＿＿＿＿＿＿＿＿＿＿＿＿＿＿＿＿　　＿＿＿＿＿＿

(2)＿＿＿＿＿＿＿＿＿＿＿＿＿＿＿＿＿＿＿＿　　＿＿＿＿＿＿

(3)＿＿＿＿＿＿＿＿＿＿＿＿＿＿＿＿＿＿＿＿　　＿＿＿＿＿＿

(4)＿＿＿＿＿＿＿＿＿＿＿＿＿＿＿＿＿＿＿＿　　＿＿＿＿＿＿

(5)＿＿＿＿＿＿＿＿＿＿＿＿＿＿＿＿＿＿＿＿　　＿＿＿＿＿＿

(6)＿＿＿＿＿＿＿＿＿＿＿＿＿＿＿＿＿＿＿＿　　＿＿＿＿＿＿

(7)＿＿＿＿＿＿＿＿＿＿＿＿＿＿＿＿＿＿＿＿　　＿＿＿＿＿＿

午餐:

(1)＿＿＿＿＿＿＿＿＿＿＿＿＿＿＿＿＿＿＿＿　　＿＿＿＿＿＿

(2)＿＿＿＿＿＿＿＿＿＿＿＿＿＿＿＿＿＿＿＿　　＿＿＿＿＿＿

(3)＿＿＿＿＿＿＿＿＿＿＿＿＿＿＿＿＿＿＿＿　　＿＿＿＿＿＿

(4)＿＿＿＿＿＿＿＿＿＿＿＿＿＿＿＿＿＿＿＿　　＿＿＿＿＿＿

(5)＿＿＿＿＿＿＿＿＿＿＿＿＿＿＿＿＿＿＿＿　　＿＿＿＿＿＿

(6)＿＿＿＿＿＿＿＿＿＿＿＿＿＿＿＿＿＿＿＿　　＿＿＿＿＿＿

(7)＿＿＿＿＿＿＿＿＿＿＿＿＿＿＿＿＿＿＿＿

晚餐：

（1）_____ _____

（2）_____ _____

（3）_____ _____

（4）_____ _____

（5）_____ _____

（6）_____ _____

（7）_____ _____

零食：

（1）_____ _____

（2）_____ _____

（3）_____ _____

（4）_____ _____

（5）_____ _____

（6）_____ _____

（7）_____ _____

其他 / 单种食物：

（1）_____ _____

（2）_____ _____

（3）_____ _____

（4）_____ _____

（5）_____ _____

（6）_____ _____

（7）_____ _____

纳达夫·G

能了解到以色列魏茨曼科学研究所的个性化营养项目，我感到非常幸运，因为我参加了这项研究，这改变了我的生活。我改变自己的饮食习惯，尽量食用对我有益的食物（如苹果、藜麦、鹰嘴豆沙、大多数汤类、寿司和巧克力），并排除有害的食物（包括麦片、香蕉、意大利面和甜甜圈）后，我的体重减轻了8.2千克！我并不怀念有害的食物，因为看着我的血糖反应并了解到这些食物对我的作用，就使我对这些食物失去了胃口。我现在坚持这种改变已经一年多了，体重并没有反弹。

如果你无法或不愿意测量血糖

如果想控制好血糖，但又确实不想测量自己的血糖，或出于某些原因不能测量，你还可以通过另一种方法了解特定饮食对你血糖的影响，只不过没有那么精确。这种方法就是跟踪饥饿水平和体重。一般而言，进食后本应感到饱腹，如果感到饥饿，这就是血糖过高，然后又降至过低水平的信号，这是由胰岛素激增导致的[1,2]。换言之，这就是血糖异常升高。一般而言，体重升高是血糖过高的标志，并引起胰岛素激增，使得脂肪储存量提高。如你所见，饥饿能够更直接快速地提示血糖变化，而体重升高则是一种长期征兆，表明饮食一般会引起脂肪储存，可能是高血糖引起胰岛素分泌过量的机制。

为跟踪你的饥饿水平，你可以在每餐或每次零食之后定时跟踪自己的饥饿水平。我们可以选用以下量表。

（1）没有饥饿感

（2）轻度饥饿

（3）中度饥饿

（4）非常饥饿

（5）极度饥饿

记录进食前和进食后 1、2、3 小时的饥饿水平。应用程序也可以帮助你做这件事，应用程序有跟踪饥饿水平的功能。然后，你可以在应用上整理结果（下载网址：www.thepersonalizeddiet.com），也可自行列表或绘图统计，举例如下：

	餐前饥饿水平	餐后 1 小时饥饿水平	餐后 2 小时饥饿水平	餐后 3 小时饥饿水平
早餐				
零食				
午餐				
零食				
晚餐				
零食				

你也可以采用与记录血糖测量值相同的方法绘制趋势图，但这个图更加简单。也可以只对数值进行分析：食用后引起饥饿的食物与较高的血糖升高大体相关，数值越高或维持在较高水平的时间越长（感到饥饿的时间越长），血糖升高幅度越大。食用后不会使人感到饥饿的食物与较低幅度的血糖升高大体相关。这有助于你确定哪些食物对自己最有益，哪些可能有害。

另一种精度更低但也可能有效的跟踪血糖的方式是观察体重的升降。这种方法需要记录每天的饮食情况。然后每周记录一次体重。这需要一周以上时间才能获得一定信息，因为体重的响应更加迟缓。由于体重会对多种不同因素产生响应，所以难以确定是哪些因素导致体重升高。但一般而言，你可以尝试不同的食物或食物组合，观察体重产生正相关还是负相关反应。

应用可以帮助你进行跟踪，如果有需要，还可以计算每周测量体重之间摄入的卡路里数量，但是我们并不推荐过度关注卡路里，只需要把卡路里当作反映你并没有过度饮食的一般指标。你应该侧重于哪些食物会影响血糖，而非摄入多少卡路里。当然，有些人喜欢跟踪这个信息。

你也可以自行记录体重，当然这种方法的精密度低得多。如果你一直食用较多的碳水化合物且体重升高，应该尝试减量。也可以尝试不同类型的碳水化合物或摄入更多的纤维素或调节脂肪的摄入量。没有血糖测量，你的实验只能获得大致结果，信息量没有那么大。

如果没有测量血糖，我们建议结合使用饥饿和体重两种方法。选择对自己最有效的方法，当然仍可以使用我们的应用程序。

血糖测量的常见问题

以下就是我们经常收到的血糖测量相关咨询问题。你开始测量前和开始定期测量后可能也有类似的问题，不论是连续测量一周还是选择延长测量周期。

（1）刺手指采血痛吗？

几乎不痛，但这取决于你的敏感度。很多人都说几乎感觉不到刺手指。有些人对此更加敏感，但仍然会选择这种方法，因为获得的信息值得这样的付出。我们几乎从未遇到因不适而放弃测量的人。

（2）餐前和餐后 30、60、90 和 120 分钟时的正常血糖水平如何？

美国糖尿病协会只规定了空腹和餐后 2 小时的正常血糖水平。你也能找到其他意见，从餐后 15 分钟到餐后 3 小时的正常血糖水平，但尚未形成官方共识。我们建议无需将每次测量的结果都与一个标准进行对比。相反，应该观察血糖上升的整个趋势。如果与其他测量结果相比，上升到极高水平，那么就可以认为是异常升高。如果与其他测量结果相比，血糖上升并保持较长一段时间才恢复正常，这也可能表示这种饮食不适合你。

（3）我注意到血糖餐后会升高、降低然后再升高。难道血糖不应该上升然后下降吗？

　　　　胰腺会分两阶段释放胰岛素。胰腺首先感知到进食后血糖上升，β细胞开始工作释放胰岛素。这一阶段称为一期胰岛素释放。有时胰岛素的量足以处理饮食引起的血糖升高。如果量不足，也许进食量过大或持续进食较长时间，那么胰腺一般会释放出更多胰岛素，称为二期胰岛素释放。这两个阶段足以在下一餐前将血糖恢复至基线水平。

（4）如果一餐持续时间超过30分钟，有很多道菜或以甜点结束，该怎么做呢？我仍然需要从一餐开始时测量一次，在一餐结束前再测量一次吗？

　　　　如果一餐持续30分钟以上，就应该一开始用餐就开始测量，然后每30分钟测量一次（即使还未用完餐，如有可能的话），直到餐后90分钟。然后就可以分析整个过程中血糖变化趋势。这种分析有很高的利用价值，能够显示你对持续时间较长的一餐的响应情况。但是，这种方法对确定一餐中哪一部分引起血糖升高的作用不大。食用的食物和菜品越多，影响因素也就越多。

（5）有时我会用些甜点，但我并不想晚餐后立即享用甜点。如果我晚餐后30～60分钟后才用甜点会怎样呢？这对血糖测量有何影响呢？

如果在一餐开始后 60 分钟才开始用甜点，那也仍应在晚餐开始后的第一个 90 分钟时开始测量和评估，因为甜点需要 30 分钟左右的时间才开始发挥作用。如果在 30 分钟内用甜点，那么你可以把甜点作为晚餐的一部分，这就与检测更复杂饮食的响应类似（见前一问题）。然后你应进行测量直至用甜点后 90 分钟。如果在餐后 1 小时以上之后才用甜点，就可以作为独立项目进行单独检测，但如果用甜点前血糖并没有恢复到基线水平，测量结果不如单独食用甜点准确。

（6）如果我在血糖恢复到正常水平前进食，或在上一餐 2 小时之内再次进食会如何？如何安排检测时间？

这种情况下，你仍然可以检测这一餐，但是检测到的预期响应与血糖恢复到基线时不同。相反，你只能获得上一餐后食用这一餐的响应。这个检测能够体现两餐时间距离过近时的响应情况。如果频繁进食容易导致血糖激增，那么你就会知道最好等待血糖恢复到基线后再进食。

（7）我 30 分钟后出现了较大幅度的血糖升高，但是 1 小时后血糖又恢复正常。需要担心这种情况吗？

有时测量结果可能异常高（如 200 mg/dL 以上）或异常低（如低于 60 mg/dL）。如果这些结果准确且经常出现，你应该就这些结果咨询家庭医生。但是，只出现一次且未反复出现的极端数值通常都不是真实值。检测试剂盒也可能受多种因素影响出现错误。也许样品中血液量不足，也许样品中混有其他杂质或测量故障。比如，你刚吃过一块纸杯蛋糕，处理试纸时手上沾了少量的糖。单单这一点影响就会导致结果出现严重偏差和不准确。如果测量结果看起来偏低或偏高，就应该再次进行测量。如果第二次测量结果更加接近正常，则认为第二次为正确结果。如果第三次测量的结果仍然极高或极低，很可能这就是准确结果。但尽管如此，尚不清楚偶尔偏高或偏低的结果是否具有关键影响。一般而言，我们会观察一餐后血糖随时间的总升幅，这也是我们应用程序上评分的依据。迅速升高并迅速恢复正常的结果并不属于显著异常。最重要的是如何在各餐次之间比较你自己的情况。你的血糖是否经常遵循这种规律，或这种现象对你是否有异常？但是，如果你多次测量时经常出现极高或极低的结果，那么就应该联系医生了（见下一问题）。

（8）何时应该联系医生，如果我认为自己的空腹（晨间）血糖或餐后血糖过高？

如果你的空腹（晨间）血糖或餐后血糖结果一直处于之前表格中所示的糖尿病前期或糖尿病范围内，那么最好联系医生，医生可为你进行空腹血糖检查，也可能进行葡萄糖响应检查，来确定你是否患有疾病。因为你定期测量，所以你比只进行一次快检（根据诊室中进行的一次检查）的医生拥有更多的信息，如果你的结果持续偏高，这些数据对医生也是有价值的。确诊非常重要，如果你患有糖尿病前期或糖尿病，你就可以采取相应的措施将血糖降低至正常水平。你一般可以通过饮食调节，但是，在某些情况下，你可能需要药物治疗。治疗这些疾病有很多选择，并非所有方法都需要注射胰岛素，但是，只有医生能帮助你选择最适合你的治疗方法。

（9）只根据我自己的感觉就能分辨血糖情况吗？

虽然你已经读到过，高血糖和低血糖通常都伴有特定的感觉，如眩晕、颤抖、疲劳或头脑迷糊，但根据我们的经验，这些感觉过于模糊，不太可靠。实际上，有人说他们有时感到眩晕或颤抖或疲劳，确定自己的血糖非常低（如低于 70 mg/dL，低血糖上限）或非常高（如餐后高于 200 mg/dL），但测量结果却发现血糖处于完全正常水平。人们感到眩晕、颤抖、疲劳或头脑迷糊的原因有很多，可能与血糖毫无关系。最好能够进行检测，了解确切的原因。

如果你经常出现与低血糖或高血糖相关的某些症状，你就可以确定出现这些感觉时血糖偏低或偏高，以后就可以根据这些感觉判断血糖情况。这只是理解和调节自身对食物反应的另一方面。如果你一直在记录饮食情况，你也可以客观地记录血糖较高或较低水平及其相关的"症状"是否经常出现在某些饮食之后。你可在应用程序中记录此类响应，或自行跟踪这些数据。

（10）如果我的血糖控制良好，我就可以想吃多少吃多少而且还能减肥吗？

当然不是。如果你摄入的能量远远超过身体的需要，不论血糖水平如何，你都会以脂肪的形式储存多余的能量。如果你经常这样，最后体重就会增加。尽管我们解释过为何并非所有卡路里都是相同的，但切记虽然选择引起血糖升高幅度较低的食物有助于避免体重升高且有助于减肥，但这不意味着饮食中能量的量（如卡路里）毫不重要。一方面，摄入过量食物更有可能导致血糖激增。你可能发现食用适量自己喜爱的食物后，不会出现血糖激增，然而，如果你食用大量食用同种食物，就可能出现血糖激增。食量也会影响血糖升幅，研究发现卡路里含量与餐后血糖响应具有相关性。但是，即使大量某种食物并不会引起你血糖激增，但也会导致摄入能量过多。在维生素和矿物质方面保持均衡饮食并按照能量需要适度饮食并避免超过能量需要的过度饮食，也有利于健康和防止体重升高。再次强调，我们不希望你过度关注卡路里，这总是一种诱惑，因为节食者习惯于计算卡路里量。但是，我们希望你更加注意导致你身体出现问题的特定食物。如果你卡路里摄入量适中，这会更加容易。保持较低幅度的血糖升高，并适当减少食量更有助于轻松减肥。

（11）我已经在药房用血糖测量设备进行过 HbA1c 检查。我还应该做这种检查吗？

HbA1c 检查是糖尿病诊断的主要检查项目之一。该项目能够体现检查前 2 个月内血糖控制的一般情况。如果怀疑自己患有糖尿病前期或糖尿病，你可以选择进行家用 HbA1c 检查。传统而言，这是医生会选择的检查项目，如果没有任何症状（如空腹血糖偏高）证明检查的必要性，保险公司可能不会报销。如果你没有医学原因进行这种检查，你可以从药房购买设备，自行检查。与血糖测量类似，也需要刺手指采血，但是，只需要一次，这种检查只需要每 3～6 个月进行一次。费用约为 40 美元。

如果决定尝试这种检查，HbA1c 水平的正常范围为低于 5.7%。一般认为 HbA1c 在 5.7%～6.5% 为糖尿病前期范围，HbA1c 高于 6.5% 为糖尿病范围。如果检查结果异常，就应该咨询医生。在此情况下，你的医生可能再次进行检测，以确保检查结果准确，单次血糖测量不可能完美无瑕。切记不论你的结果如何，处于正常、糖尿病前期还是糖尿病范围，与其他食物相比，优先选择不会引起血糖水平激增的食物总是对健康有益的。

HbA1c 检查对反映特定食物的作用方面无法提供任何信息。这只是过去 2 个月左右血糖水平的平均值。HbA1c 较高表明你可能对一般食物都具有较高的血糖响应水平，但是，最好能分辨何种食物会引起血糖激增，以便选择最佳的饮食方案。长期而言，保持血糖平稳更有助于使偏高的 HbA1c 结果降低。

如果根据你的血糖测量结果，没有迹象表明你可能处于糖尿病前期或患有糖尿病，我们当然不用考虑 HbA1c 检查，因为这种检查相对于血糖测量成本更高。

（12）为何一餐时食用某种食物会引起血糖激增，而另一餐食用同样的食物时却没有？

有多种因素可能改变你的血糖响应，包括进食时间、饮食前后是否有运动、与食物同时摄入的食物和饮料，甚至激素循环的时间。例如，与沙拉和一杯酒同时食用的意大利面可能与蒜蓉面包或第二道意大利面一起食用的意大利面引起差异极大的结果。因此，在多种情况下检测引起血糖激增的食物更加有效。我们将在后面几章中对此进行更详细的讨论。

第9章

CHAPTER9

个性化饮食的调整

艾米喜爱吐司。她喜欢用吐司搭配鸡蛋、果酱、花生酱，她最喜欢用吐司搭配发酵法国黄油。对于艾米，两片涂上发酵法国黄油的酸酵种吐司加上一杯奶油热咖啡是最好的早餐。但是，艾米认为自己不应该吃那么多脂肪才能减肥，她通常会用葡萄柚和燕麦片代替吐司，用西红柿和黄瓜片搭配吐司或只吃吐司。这并不是她喜欢的吃法，但她认为自己应该这样做。

测量血糖后，艾米发现燕麦片和葡萄柚会导致早晨血糖大幅升高。她悄悄地松了口气，因为她从来没有喜欢过这种早餐。她尝试检测吐司发现，仅仅吃吐司也会导致血糖激增，但升幅不如燕麦片和葡萄柚高，但她对这个结果也不满意。然后，她决定检测涂上发酵法国黄油的吐司。她做了两片最喜欢的酸酵种吐司，大方地涂上法国黄油。既然已经不再考虑那么多警告了，她决定再次向咖啡中加入自己非常喜爱的奶油，此前她一直饮用黑咖啡。她享受了每一口食物和咖啡，然后她惊喜地发现自己最喜爱的早餐，黄油吐司和奶油咖啡并没有导致她血糖激增。30分钟后没有，60分钟后也没有，完全没有。

我们怀疑，这是因为脂肪容易使血糖激增不那么明显，我们的研究中也注意到这种现象。并非所有人都有这种现象，但对很多人而言，脂肪是血糖盟友，这只是一种方法，能够控制血糖激增使其恢复正常水平，通过这种方法，即使检测结果显示你喜爱的食物会导致血糖激增，你仍有可能享用这种食物。有时，以自己喜爱的方式（而非你认为有助于减肥或养生的方式）饮食可能带来更有益的血糖响应。虽然并非总是如此，但有时确实会发生这种现象，难道你不想知道自己是否也有这种情况吗？

只要你完成一周的检测，就可以获得有价值的信息，就可以知道哪些饮食会导致你血糖过高，也可以知道哪些饮食只会引起血糖水平小幅升高或完全没有升高。你有时也可能想要检测自己发现的新饮食，这也令人非常着迷。我们研究中很多人都已经开始尝试新食物，所以，他们可以继续按照自己的个体情况调整饮食。

你已经知道对自己有益和有害的食物了，但是，如果某些有害食物真的太难以割舍该怎么办呢？尽管检测结果反映这种食物会导致血糖激增，你想要找到一种方式让你仍然可以享用这种食物吗？

我们在研究中观察到倾向于使血糖升高或降低的饮食有多种规律，包括特定碳水化合物类型、添加脂肪、添加纤维素、盐、水、运动、睡眠等。利用我们的发现，你可以尝试这些策略，观察能否使激增的血糖降低。在某些情况下，食物本身并不是血糖激增的主要原因，也可能是你睡眠不足，或加盐量过多，或者改变碳水化合物或添加脂肪的类型血糖即可降低。我们可以考察这些选择，观察能否避免血糖激增。如果不论你尝试何种方法，血糖仍然居高不下，那么这种饮食可能真的不适合你。但是，如果能够使血糖降低，就可以重新把这些食物引入食谱，而不必有任何负罪感。

应该在之前的表格上记录你尝试的所有饮食，以便你确定哪些食物对你个人有益或有害。回顾导致血糖激增的食物，你可能能够调整血糖激增情况，重新将这些食物纳入食谱。

我们现在就开始回顾，从碳水化合物控制开始。

碳水化合物

简单地说，碳水化合物是由碳（C）、氧（O）和氢（H）三种元素组成的分子。有多种类型的碳水化合物，单糖、双糖、寡糖、多糖，但最主要的营养碳水化合物有淀粉、糖和纤维素。被认为含较高比例淀粉、糖或纤维素的食物为高碳水化合物食物，很多人将其简称为"carbs"，比如他们会说，"我正在努力限制自己摄入 carbs"或"噢，我太喜欢 carbs 了！"

营养学中，认为碳水化合物属于三大营养素之一，或属于食物的主要营养素。另外两种主要营养素是蛋白质和脂肪。碳水化合物能迅速供应和储存能量。也有人体无法消化的碳水化合物类型，如纤维素和其他多糖。这些化合物直接供能给肠道菌群，在肠道中能够影响各种微生物组物种的繁衍和灭绝（也有助于排除废物）。食用高碳水化合物饮食的人与食用低碳水化合物饮食的人具有不同的微生物组谱。例如，含有大量糖（单糖和双糖），或糖和脂肪的饮食倾向于促进具有不良健康效应肠道菌群的生长，如提高脂肪储存量[1]或降低认知灵活性[2]。含丰富纤维素的复杂碳水化合物（寡糖和多糖）饮食倾向于提高微生物组多样性[3]，可能与更良好的健康状态有相关性，如肥胖症缓解和炎症减少等[4~6]。我们应时刻牢记，这些仅仅是趋势，虽然有意思，但不一定确实如此。微生物组非常复杂，受多种因素的影响，我们尚不了解塑造和改变微生物组的所有因素。这是一个热门研究领域，但我们观察到的碳水化合物有时对微生物组产生的作用是很有意思的。

你可能已经从血糖检测中发现某些高碳水化合物食物容易使你血糖激增，而其他食物却不会。例如，在研究中，我们发现曲奇引起一个人血糖激增，但香蕉却不会；香蕉引起另一个人血糖激增，而曲奇却不会。我们下面举例说明，比如你食用香蕉时会出现血糖激增，但你非常喜爱香蕉；或者你食用大米时会出现血糖激增，但你非常喜爱大米，无法想象没有大米的生活；如果吐司或燕麦片使你血糖激增，但你又不想把早餐换成鸡蛋，该怎么办呢？或者，傍晚的鸡尾酒令你血糖飙升，你就必须滴酒不沾吗？

好消息是你不必完全放弃你喜爱的食物。禁止你食用喜爱食物的限制性饮食通常都没有效果，因为这难以长期执行。但是，如果希望享用一餐使你血糖激增的高碳水化合物饮食该怎么办呢？一个好办法就是检测用不同碳水化合物构成的同样一餐饭。我们将这种方法称为"碳水化合物替换"，下面就是几种可行的方法。选择你想要享用的饮食，按照以下方法进行。

🖉 找出罪魁祸首。如果使血糖激增的一餐含有多种碳水化合物，你做的第一件事就是对这一餐进行多次检测，每次检测排除一种碳水化合物，然后你就可以确定哪种（或哪些）碳水化合物是罪魁祸首了。（我们的应用程序含有所有食物的营养值，如果你不确定某一种食物是否富含碳水化合物，你可以在应用程序上查询。）例如，你早餐想选择燕麦片，而且你通常会搭配牛奶和糖，再加上一杯橙汁。是哪种碳水化合物引起你的问题呢？是燕麦片、牛奶、糖还是橙汁？你可以只尝试燕麦片加牛奶，不加调味料。另外，你可以单独尝试橙汁。你也可以尝试燕麦片，用葡萄干代替糖。对于每种选择，在餐后 30、60、90 和 120 分钟时测量血糖（或食用后评估饥饿水平）。这有助于你找到令血糖激增的食物成分。之后你就知道该排除或替换哪种食物了。你可以在如下的表格中记录这些试验。

饮　　食	30 分钟	60 分钟	90 分钟	120 分钟
燕麦片、脱脂牛奶、糖、橙汁				
燕麦片、豆浆、葡萄干				
单独饮用橙汁				
燕麦片、无牛奶、新鲜水果				

◎ 减少食用量。如果你喜欢一大碗燕麦片（或意大利面、大米，或你喜爱的任何谷物），你愿意换成一小碗吗？如果你不愿意，那就不用做这个检测了，但是如果你感觉减少食用量也没关系，那就可以尝试减少量。也许是食用量导致血糖激增的，而非食物本身。你可以用以下表格跟踪这项试验。

饮　　食	30 分钟	60 分钟	90 分钟	120 分钟
2 杯加肉酱的意大利细面条				
1 杯加肉酱的意大利细面条				
1/2 杯加肉酱的意大利细面条				
燕麦片、无牛奶、新鲜水果				

◎ 一餐饮食分解。如果你延长用餐时间，也有可能降低血糖升幅。你可以尝试减慢进食速度或将一顿大餐分解成几份或几道菜，每道菜之间稍事等待（这也是餐间交谈的目的）。或者你可以在一天内少食多餐而非多食少餐（这也利用了少量饮食的降低血糖作用）。

◎ 调整谷物。如果问题在于燕麦（或者大米、小麦，或问题饮食中的任何谷物），可以尝试用不同类型的谷物替代或用豆类代替一半或全部谷物（豆类普遍能使血糖升幅较低）。有很多种谷物和豆类，所以可以打破惯例，尝试几种新类型。某些人对碳水化合物非常敏感，任何谷物效果都不佳，但是，在大多数情况下，总有一些谷物适用于大多数人。如果第一次谷物替换效果不佳，可以尝试另一种，举例如下：

苋菜	白米：糯米、印度香米、香米、籼米
大麦	
糙米：糯米、印度香米、籼米	红豆
荞麦	黑豆
玉米粉或玉米粥	黑眼豌豆
小米	奶油白豆
燕麦片：老式、爱尔兰式、刀切式	意大利白豆
藜麦	鹰嘴豆
黑麦	绿豆
高粱	蚕豆
斯佩尔特小麦	扁豆：棕色、红色、绿色
埃塞俄比亚画眉草	利马豆
黑小麦	菜豆
小麦粒	花生或花生酱
	花斑豆
	大豆

兰·B

我是一位狂热的马拉松运动员，我会训练很长时间。与我的朋友伊兰·西格尔一样，我一直对营养如何提高运动成绩和改善运动后恢复很感兴趣。世界各地的运动员中流传着很多老生常谈的观点、传说、提示、秘密和食谱，有时很难选择该相信哪一种。我们都知道需要进食才能获得能量，但是，因为我们要参加马拉松、三项全能等其他项目，并不想体重超标。

我会经常尝试不同类型的饮食，观察其对我的影响。我听说包括伊兰在内的一部人尝试低碳水化合物饮食效果很好，但对我而言，大幅减少碳水化合物的摄入会产生直接负面作用，训练时会感觉更加虚弱。但是，我决定努力使摄入的碳水化合物多样化。我经常不在家用餐，我大部分时间都会以大米为主要碳水化合物来源。我尝试用藜麦代替大米时，就发现了改变几乎是即时的。我精力更加旺盛了，我的成绩和以前一样好，而且不必减少卡路里的摄入量，体重就减少了 2.3 千克左右。现在我感觉自己更加苗条、强壮，精力也更加旺盛，而这一切只需要更换一种碳水化合物就可以做到。

- 提高纤维素摄入量。我们的研究发现，在很多情况下，尽管向饮食中添加纤维素会提高即时的餐后血糖响应值，但也能够降低第二天的餐后血糖响应。你可以尝试提高膳食纤维的量，比如用粗粮代替精制谷物，或向水果奶昔或酸奶中加入麦麸、燕麦麸、麦芽或其他富含纤维素的食物。连续几天提高纤维素的量，然后再次检测。

- 调整水果。如果你发现或怀疑问题出在水果上，可以尝试另一种水果。干果含有浓缩的糖，你可能发现用新鲜水果代替干果（如用蓝莓代替葡萄干加入燕麦片中）效果不同。如果你喜欢把水果作为零食，但香蕉会使你血糖激增，那么你可以尝试苹果。如果橙子使你血糖激增，你可以尝试杧果。饮食多样化总是有益的，而且尝试更多种类的水果也会为你补充额外的营养。一般而言，浆果类中糖的含量最低。你可能发现这些水果对自己最有益，但只有检测过其他你喜爱的水果后才能确定这一点。

鲁蒂·E

多年来，我一直与自己的体重做斗争。我尝试过很多种节食方案，有些方案的效果会持续一段时间，但最终体重总是会反弹。参加以色列魏茨曼科学研究所个性化营养项目时，我发现西红柿会引起我血糖大幅提高。我从来没有想到问题竟然出在西红柿！在研究结束后，我坐下来与一位研究协调员交流，他为我展示，我所有含西红柿的食谱中，都有明显的血糖激增特点！图表非常清晰，毫无怀疑的余地。我总是食用大量的西红柿，认为这对自己有好处，而我现在才意识到，这可能就是我之前节食失败的主要原因。这不是我的错，而是西红柿！现在我明显减少了西红柿的摄入量，我感觉自己精力更加旺盛了，但我仍然感觉这不可思议。我的体重已经下降了几千克，我也非常希望我最终能解决自己的体重问题。

- 调整果汁。果汁含有高度浓缩的果糖，但是，你也有可能通过饮用不同的果汁，避免血糖激增。鲜榨果汁不含有很多包装果汁中含有的添加剂和糖。问题也可能在于特定的水果。用葡萄柚汁、苹果汁或西红柿汁代替橙汁，观察是否有所不同。你也可以尝试食用整只橙子来代替橙汁。这能够为你提供更多的纤维素，而纤维素也能改变血糖反应。如果你不那么在乎果汁，只是出于习惯才饮用果汁，你也可以选择不再饮用果汁。一杯水可能更有益，在我们的研究中，一餐中加入更多的水倾向于降低血糖反应。而且，用水代替甜味饮料意味着你摄入的能量更少，这有助于减肥或为当天的食物留出更多的空间。

- 调整添加糖量。如果你一直在热麦片中加入蔗糖，可以尝试其他种类的添加糖，如蜂蜜、真正的枫糖浆、椰糖、枣糖或少量糖浆。或者也可以向燕麦片中加入水果，也许你会喜欢不添加糖的口味。

- 调整牛奶。牛奶是蛋白质、钙和脂肪（脱脂牛奶除外）的来源，但人们没有意识到的是，牛奶也是碳水化合物的来源，因为牛奶含有较多的乳糖。实际上，从天然牛奶中去除的脂肪越多，天然乳糖的含量就越高，所以脱脂牛奶是"含糖量"最高的。即使脱脂牛奶不会使你血糖升高，你也可能发现，向原本使你血糖激增的饮食中加入高脂牛奶或奶油能够调整激增情况。你可以使用2%或全脂牛奶，甚至使用一点奶油。你也可以尝试豆浆、杏仁乳或其他坚果或种仁乳饮料。你可能对坚果乳的反应优于牛奶，也有可能相反。

当你尝试不同类型的碳水化合物时，只需简单地重新检测，然后将结果记录在表格里（或登记在应用程序上）。然后，就可以对比血糖升高情况（或饥饿水平，如果你在跟踪饥饿水平，或每周体重变化），观察更换食物是否能够产生变化。如果它能够将血糖降低至对你而言更正常的水平，那么你就可以将该食物纳入饮食中。如果没有这种效果，你可以尝试其他更换方法（或试试之后我们提出的另一种策略是否有效）。你调整一餐饮食的次数取决于这一餐对你的意义，但如你所见，调整某一餐中碳水化合物的方法有很多种，诀窍在于找到能够减少血糖激增的调整方法，同时又不用牺牲饮食的口味。

提高脂肪添加量

另一种能够缓解血糖激增的方法是添加脂肪。我们已经讨论过脂肪有害这种错误观点，尤其是谈到血糖时，这种观点尤其错误。在很多情况下，向富含碳水化合物的食物中加入脂肪能够降低血糖增幅，有时效果十分显著。你可能很高兴得知这一点，因为脂肪口味不错，也能改善其他食物的口感。如果你为了养生而回避脂肪，你可能不必再这样做了。

有很多食物脂肪含量较高，也很容易加到饮食中：

- 动物油脂，如猪油
- 牛油果
- 黄油
- 奶酪
- 椰子
- 奶油
- 肥肉，如牛排和培根
- 蛋黄酱
- 坚果和种仁（坚果和种仁酱）
- 橄榄油
- 花生和花生酱
- 鲑鱼和其他多脂鱼类
- 芝麻酱
- 全蛋
- 全脂牛奶

试想一下那些添加脂肪而使饮食更加美味的方法：吐司加一点黄油、三明治加一点蛋黄酱、意大利面加橄榄油、圆面饼加芝麻酱、饼干加奶酪、燕麦片加奶油、拿铁咖啡加全脂牛奶……如果你喜爱肋排超过烤鸡胸肉，或者你渴望奶酪蛋卷，却总是强迫自己点煎蛋清卷，那么你可能惊喜地了解到脂肪如何帮助你保持血糖稳定。所以，如果你喜爱某种食物，它会引起你血糖激增，但是这种食物脂肪含量不高或者你一直为养生而遵循低脂饮食，但仍然无法控制血糖，那么就可以尝试提高脂肪添加量。这样可能恰好使食物发挥最佳效果。你可以用下表跟踪自己的脂肪添加试验：

饮　　　食	30 分钟	60 分钟	90 分钟	120 分钟
百吉饼，干的				
黄油百吉饼				
花生酱百吉饼				
巧克力酱百吉饼				

检测结果可能表明，添加某些脂肪的效果优于其他脂肪，而有些脂肪甚至会引起更大的血糖升幅。你只有检测过才能知道。

应该选择低碳水化合物饮食还是生酮饮食

测量血糖后，很多人发现高碳水化合物饮食容易引起血糖激增，而高脂食物引起的血糖升幅更低。这就让很多人考虑，自己是否应该遵循低碳水化合物饮食、原始饮食或是生酮饮食。各种饮食的受欢迎程度起起落落，但它们都有一个共同点：与标准美国饮食相比，碳水化合物含量更低，脂肪含量更高。如本书前半部分所述，有大量研究表明，低碳水化合物饮食的减肥效果比低脂饮食更佳，而且作用更快。阿特金斯饮食和其他类似饮食方案很受欢迎。原始饮食等近期低碳水化合物饮食也采用了很多同样的原则，同时强调完整天然的食物优于加工食品。生酮饮食更是走向极端，实际上不含任何碳水化合物而具有极高的脂肪含量。传统上，应用这些饮食能够有效治疗疾病，尤其是儿童癫痫。最近这在减肥人群中更加流行起来。

这些高脂饮食对健康益处的研究结果多种多样，尽管一般而言，尚无确切证据证明其危险性。有很多证据表明高糖饮食不利于健康，所以，上述任何一种饮食相对于高糖饮食都有所改善，可能产生非常稳定且较低的血糖水平。

问题在于这些饮食不会对所有人都效果良好。与其他任何事物一样，人们对这些食物具有个性化反应。如果你选择低碳水化合物高脂饮食，就可以开始尝试，但是要确保在尝试不同饮食时测量血糖，观察何种饮食是自己确实喜爱且对自己最有效的。

这些饮食的另一个问题是依从性问题。当今社会很难做到低碳水化合物饮食。想想自己去过的地方和做过的事情，想象一下无法在那些场合食用碳水化合物。如果不想食用碳水化合物，就很难出席社交场合或去餐馆用餐。碳水化合物无处不在，它们充满诱惑而且美味，很多选择低碳水化合物或生酮饮食的人都发现自己无法长期坚持下去。可能起初对碳水化合物的渴望会消失，但后来这种渴望就会重新出现，而且难以抗拒。很多人报告称，一旦恢复到高碳水化合物饮食，自己就会过度饮食，体重完全反弹。

这都取决于你自己，但是如果你认为自己喜欢低碳水化合物饮食，能够毫无疑问地坚持下去，而且也能保证自己饮食的平衡和多样性，保持充足的维生素和矿物质摄入量，那么这些饮食可能对你是很有益的。但是，如果你不喜欢这种饮食方式，尤其是无法长期坚持，我们就不推荐这种饮食，因为你很可能坚持不下去，因为这些饮食的约束过多。如果你喜欢碳水化合物，就找出哪些碳水化合物不会引起血糖问题，然后就可以毫无负罪感地享用这些美食了。

选择天然食物

很多加工食品中含有的食品添加剂容易使很多人血糖激增。最明显的就是人造甜味剂可能引起某些人的血糖激增，我们已经用很长篇幅讨论过这个问题。对于此类易感人群，这些加工食品可能影响一般的葡萄糖不耐受，导致糖尿病的发生（尽管还需要进行更多的人体研究）。加工和包装食品引起血糖激增的实例还有很多。

例如，我们有一位朋友，很喜欢去一家免下车时尚连锁餐厅，点三明治做早餐。她一般会选择全麦英式松饼上配有蛋清和火鸡培根的低脂"健康"版三明治，但她有时也会选择高脂版的。但不论如何，她都会出现血糖激增，不论是否加入黄油、奶酪或肉类，不论是否只加蛋清不加脂肪。而且她还发现，如果在家自制自己喜欢的早餐三明治，加上全蛋、培根和奶酪，血糖升幅就会低得多。她又做了一次试验，在家自制带有蛋清和火鸡香肠的全麦三明治，也没有出现血糖激增。

我们怀疑是免下车餐馆食物中的防腐剂和添加剂引起血糖激增。很多快餐和其他餐馆销售的碳水化合物食物都由深度加工的原材料制成，而食物中添加的酱料和调味品通常都含有糖和大量的钠，虽然有时口味并不甜或过咸，但这两种成分都对血糖激增有影响。

很多加工食品都去除了脂肪，并以此为傲，但是，为了去除脂肪的同时保持良好的口感，就需要加入糖和添加剂来替代。人造着色剂和调味剂通常能够引起血糖不稳定，所以，如果你必须食用某种流行的包装食品，那就可以尝试本章的以下策略，观察能否对其进行调整使其对你有帮助。如果不能，可以尝试用自制的类似食物替代，如我们朋友喜爱的早餐三明治，或尝试你喜爱的更接近天然版本的食物，如添加剂更少的雪糕。

多伦·P

我一直在节食。我在高科技行业工作，工作时间非常长，而且已经持续很多年了。生活中的压力使得我难以承受大多数饮食的约束条件和我不断出现的饥饿感。我真的无法抵御工作环境下方便食用的食物。但是，现在我已经40多岁了，我必须承认，持续终身的减肥计划从未见效过。我开始怀疑自己是否命中注定患有肥胖症，并将忍受肥胖症常见并发症的折磨。然后，我报名参加了个性化营养学项目。我感觉这可能是最后的机会。拿到报告时，我惊讶地发现，几种我经常食用的"健康食品"实际对血糖水平毫无益处，如寿司、水果沙拉和我最喜欢的茄子。而意料之外的是，其他食物几乎对血糖水平毫无影响，如白酒、巧克力和焦糖布丁。人生中第一次我可以根据自己的情况自行设计均衡的饮食方案。我现在可以安心地用餐，而且偶尔加入的甜品也很适合我。这样有助于我坚持执行方案，因为这个方案约束条件不多，也包含我喜爱的食物。我感觉好极了，遵循这个饮食方案两年后，我减掉了 9.1 千克体重！

生活方式调整

除了改变食物，改变生活方式也能通过某种方式影响血糖升高。我们不会谈到日常无法控制的变量，如年龄、体重、BMI 或晨间血糖、胆固醇水平、血压或 HbA1c 百分比等指标。但是，你可以改变日常（或按照需要）生活的其他方面，你可以尝试进行调整，观察能否积极地调整血糖升高情况。

- 增加睡眠。研究中，我们观察到充足的睡眠能够降低餐后血糖响应。特别地，与日间睡眠夜间清醒相比，夜间睡眠更有利于降低响应。如果你当前睡眠不足（通用指南称睡眠时间应在 7～8 小时，但对你而言可能有所不同），观察增加睡眠或调整睡眠时间是否影响食用喜爱食物后的血糖激增。

- 增加运动量。研究中，我们发现运动量和低血糖水平之间一般具有相关性，这说明锻炼身体可能能够有效调节血糖响应。再次重申，这种方法不一定适用于所有人，所以，我们只能说你可以检测这是否对你个人的血糖水平有影响。有时运动的效果是直接即时发生的，而我们发现运动的效果有时 24 小时后还没有发挥出来，所以自行检测时要牢记这一点。

⊘ 调整用餐时间。个体对用餐时间的反应有很大不同。很多人早晨有较高的血糖升幅，而傍晚的升幅较低；而其他人的血糖可能具有相反的趋势。你可能发现不同时间进食能缓解血糖激增情况。你可以把最喜欢的早餐作为下午茶，或把使血糖激增的夜宵作为午餐，观察是否有不同的结果。

⊘ 少盐多水。对于一部分人而言，高盐食品会引起较高的餐后血糖响应，提高饮食水分能引起较低的餐后血糖响应。你可以尝试调整饮食中的盐和水量，观察这是否有所帮助。

⊘ 考虑激素变化。与处于周期内其他时间段相比，经期女性容易出现较高幅度的血糖激增。你可能不应该在经期进行一周的食物检测，因为结果可能不够准确。或者你应该在这一周内更谨慎地选择食物，减少碳水化合物的量，以能够保持低血糖水平的方式添加脂肪。

⊘ 努力放松。我们的研究显示，压力与高血糖水平具有一定相关性，如果你正处于一段紧张时期，血糖可能高于正常情况。采取一些压力管理措施可能有效，如深呼吸、放松训练或冥想。如果你想要尝试这些方法，可以测量血糖观察是否有效。我们已经发现这些方法对某些人有效。

罗恩·K

我参加了以色列魏茨曼科学研究所的个性化营养研究，研究过程中我需要一直佩戴一台连续血糖监测器，研究后我发现，不论晚上选择什么食物，血糖水平都会整晚保持在较高水平。第二天早晨，我醒来时的血糖也很高。我决定更加注意睡前的饮食，特别选择不同的夜宵。我还尝试过不在夜间进食，把最后一餐提前。尽管我不能坚持这样做，但我还是尝试了。研究结束后，只能通过手指采血的方式测量血糖，所以我无法确定夜间的血糖情况，但我确实意识到食物选择和时间安排上的改变能改善我早晨的感觉，而且我的晨间空腹血糖也开始越来越多地保持在较低的水平。我认为这就是一种成功！

最后，如果你尝试过若干不同策略，但某一种饮食或食物仍然会使你血糖激增，那么最好逐步停用这些饮食或食物。某些食物不论如何都会引起某些人血糖激增，所以为了改善健康、精力、体重和总体幸福感，最好能停用这些食物，或至少降低食用频率。这种食物只是不适合你。如果感觉很难或你不愿意这样做，那么就要切记进食后保持正常血糖水平的重要性。这对你的健康和体重具有多方面的益处。最终你可能对这种食物失去兴趣，开始更喜欢对健康更有益的其他食物。这就是个性化饮食的意义所在。既然你已经了解了自己的健康真相，那么最好开始规划自己的个性化饮食方案和生活方式了！

CHAPTER10

个性化饮食规划师

研究结束后，我们意识到应该首先对研究受试者做进一步指导，然后再继续进行下一个项目。人们想要知道该如何利用研究中发现的信息。他们得到了自己的有益和有害食物清单，但他们并不确定如何利用这份清单。他们得到这些信息后，应该如何规划自己的饮食？他们需要一份计划。我们花了很长时间来考虑这个问题。根据血糖测量结果制订完整的饮食方案时应考虑什么问题？我们能提供什么帮助？

我们做的第一件事就是考虑所有可靠饮食方案的必要条件是什么。当然，主要目标是保持稳定正常的血糖水平。一份有效健康的饮食方案当然还有其他重要方面。如果你希望能够恢复或保持良好的状态和健康的体重，最好能做到以下几点。

 食用多种多样的食物。 如果你的检测结果显示，只有少数几种饮食组合不会引起血糖激增，这真是有用的信息，但如果只食用这些食物，很有可能无法获得人体所需的全面营养素。如何摄取人体所需的各种主要营养素、维生素和矿物质并不是本书讨论的重点，而且这也可能存在个体差异，但是摄取各种不同营养素最好的办法就是食用多种多样的食物，也就是不同类型的蔬菜、水果、谷物和蛋白质来源。或者更简单地说，不同类型的饮食——蛋类、汤、沙拉、三明治、蛋白质或蔬菜制成的菜肴、意大利面或米饭等。饮食多样化很有可能有益于摄取营养素。本章后面的饮食计划中，我们将帮助你对"有益"饮食进行分类，以确保你的饮食中包含多种多样的食物。你没有必要每天或一直食用某一种饮食，如果你不喜欢汤或三明治，这也完全没有问题，但是你的饮食类型多样，你就可能获得更多的营养素。如果你已经检测出的"有益"饮食没有给出范围（或即使已经给出范围），我们强烈建议你继续保持饮食的多样性，尝试新的食物并检测自己喜欢的新饮食。继续扩充"有益"饮食和食物清单，这样既能提供充足营养，又能保持血糖可控的安全食物选择清单越来越长。

- 加入纤维素。切记纤维素是有益微生物组细菌的食物，能够提高菌群的多样性。蔬菜、水果、谷物、种仁和纤维素增补剂都是良好的纤维素来源，能够保持微生物组的繁衍生长。而且不要忘记，虽然纤维素初始会引起较高的血糖水平，但可使得第二天的血糖水平降低。定期摄入纤维素有助于保持血糖水平稳定。

- 食量均衡。你试图调整血糖激增使其呈下降趋势时，可能已经尝试过不同的食量。如前所述，过量饮食时，即使那些适度食用时不会引起血糖激增的食物也可能引起某些人血糖激增。经常过量饮食也意味着摄入的能量（卡路里）高于所需量，长此以往，必然会导致体重增加。

当你的血糖水平保持稳定时，虽然你摄入的卡路里多于限制卡路里饮食中的卡路里，但由于限制卡路里饮食没有考虑到血糖因素，反而血糖稳定更有助于保持体重。还记得吗，有研究表明食用低碳水化合物饮食的人与食用低脂饮食的人有相同的体重减轻幅度，尽管后者摄入的卡路里更多。造成差异的原因可能是血糖效应，因为血糖激增后胰岛素升高有助于脂肪储存。所以，虽然你可能进食量更大，并在饱腹的同时保持血糖水平可控，但也可以控制体重。

当然，有些场合你不得不吃一顿大餐。有时可能饥饿感比平时更强烈，当然有时也会有庆祝仪式、家庭聚餐和餐馆用餐，而这些场合通常会提供较大量的饮食。

但从检测结果中了解哪些大餐不会引起血糖激增，这一信息很有用。如果有一种 800 卡路里的饮食不会引起血糖激增，那么你需要更多能量时就可以选择这种饮食。更好的办法是，找到若干对自己有效或调整某些方面（如碳水化合物替换或添加脂肪）后对自己有效的饮食。如果你在努力减肥，那么就可以尝试减少食用量，直到自己不感到饥饿且体重仍然能够缓慢稳定地下降。切记，保持血糖水平稳定能够使你得以在食用更多食物的同时保持能量处于较低水平。我们（或任何人）都没有办法告诉你，哪一特定量的卡路里能帮助你减肥。你应该自己找到体重开始降低的临界水平，所以应该专注于找到自己最佳的血糖稳定食物，尽量在此参数内保持食物多样化，并保持食量适中。

另一种有助于减肥或预防体重升高的食物摄入控制方法就是将自己的"有益"饮食分类为大量（500 卡路里以上）、适量（200～500 卡路里）和少量（200 卡路里以下）饮食，并在一天内保持均衡。你可以选择适量饮食和少量零食，或在一天（或一周）内保持大量和少量饮食的平衡。这种方法非常有效，而且不必卡路里计数。记住，如果你在任意类型下都没有足够的"有益"食物选择，那么可以继续进行检测找到更多的选择。我们建议，不断地让饮食多样化。

我的有益饮食

下一步就是创建一份总清单，包含之前表格中标记为"有益"的所有食物和饮食。这将成为你的个性化饮食菜单，你可以从这份清单中选择每天的食物。清单中包含初始不会引起血糖激增的饮食及调整后不再引起血糖激增的饮食。

我的有益饮食
早餐：
午餐：
晚餐：
零食：
其他食物：

整理好所有"有益"食物，就可以创建自己的饮食方案了。这完全根据你的个人情况设计，考虑自己的喜好、进食频率、所需食物的量和其他因素，包括应季食物、预算等。以"有益食物"清单作为主要指导原则。

当然，总有时候你无法执行自己的计划。生活总是这样，你需要灵活处理，当计划外事件发生时（或计划内的社交活动、短途旅行或度假时），你已经配备好处理这些情况的工具，就能够根据已整理好的所有"有益"饮食和零食规划饮食方案，做出正确的选择。最重要的是，注意以下事项。

◎ 保持选择的多样性。饮食越多样化，摄入的营养素就越多。可以尝试混合不同类型的食物（如汤、沙拉、谷物菜肴、蛋白质菜肴等）。

◎ 保持食量均衡。坚持适量饮食，或保持大量饮食和少量饮食间的平衡。

◎ 不断尝试！世界上有成千上万种食物，而且可以互相组合成无数种对你有益、美味且能够保持血糖稳定的饮食。不断检测，不断尝试新食物，成为一位食物探险家，但要有饮食应该能够保持血糖水平稳定的食物构成。这就是你最终实现饮食自由的方法。

	早餐	午餐	晚餐	零食
周一				
周二				
周三				
周四				
周五				
周六				
周日				

我们建议拷贝这样一份模板，每周打印一份来填写，指导自己的饮食。你也可以在一周开始去购物前，填写这份表格，作为一份计划，也可以每一餐后填写，确保自己符合要求。

只要你习惯了用这种方法规划饮食，你可能就不用再继续写下计划了，但也有些人更喜欢定期写下计划，目的是保持计划的有序实施并提醒自己哪些食物最有益。我们也推荐每 6 个月左右对食物进行复测。随着饮食的变化，微生物组也会随之变化，长此以往，人体对食物的反应也可能发生变化。变化程度可能不太剧烈，但也有可能以前不能食用的食物变得可以接受了。

当然，个性化饮食的精髓在于这一切都是为你设计的，我们希望你能够抵御恢复传统饮食的诱惑，专注于探索自己对食物的个性化反应。不断检测食物引起的血糖反应，不断尝试新食物，扩展饮食范围和食物多样性，并使自己不断追求健康。

第 11 章

CHAPTER11

饮食的未来

　　你现在已经成为正在进行的营养学革命中的一分子。你正在利用人类知识的前沿信息来实践个性化营养学，并将尚未纳入主流饮食指南的科学付诸实践。需要我们了解和学习的知识还有很多，当然也有很多希望。在本书最后一章里，我们希望能简要地对未来进行展望，以便你能够了解当前的研究现状、未来展望和新技术，这些科学技术不仅能让个性化饮食更加便捷，也能使其个性化特点越来越强。

　　例如，我们在逐步完善个性化营养项目的设计时，需要考虑很多血糖之外的其他指标。最终，可能会出现更便捷的技术来跟踪血脂波动（胆固醇水平）、血压变化并对微生物组进行细致和周期性的监测，包括直接干预来改善微生物组的结构和功能。使用传感器和与血糖研究中类似的"大数据"方法将在不久的将来产生更多的信息。而且，个性化遗传学正处于萌芽阶段，我们预期这一研究领域能产生大量有价值的信息。

　　大型食品公司也在探索未来个性化定制食品的可行性。例如，雀巢公司正在研发一款机器，与能够用胶囊煮出浓咖啡的雀巢胶囊咖啡机（Nepresso）类似，这款机器只需按动一个按钮，就能够根据个体的营养缺乏情况和需求，为个人定制食物、饮料或增补剂[1]。

生物统计学数据跟踪技术是另一迅速发展的领域。有很多新颖的可佩戴计算机和传感器，能够跟踪脉搏、心率、血糖等健康指标。不久就会出现家用微生物组组成的检测设备。这些新技术将成为推动消费者对个体的食物和生活方式决策响应认知度的有力工具。

虽然有些科技进展仍处于探索阶段，但我们知道下列新技术已经得到深入发展或最近已经上市，可能在现在或不久的将来能够帮助你完善个性化饮食。

无创连续血糖仪

有很多不必用到手指采血的连续血糖仪。雅培最近推出了一款名为瞬感（Libre Pro）的产品。老式血糖仪每天需要手指采血 4 次进行校准，而新款产品定义为"微创型"产品，因为只需要极细的针头轻轻刺入皮肤，不必手指采血即可实现连续校准。一台计数器的价格为 80 美元，可以多次反复使用。传感器价格约为 80 美元，可在两周内使用一次，此后必须更换传感器。问题在于，现阶段这些血糖仪只供糖尿病患者凭处方购买，但已有公司在考虑生产以一般人为目标人群的类似产品。我们相信，随着非糖尿病患者监测血糖需求的提高，这些设备将对大众普及，而且价格也会有所降低。

微生物组分析

我们的研究完成后，以色列魏茨曼科学研究所（我们的研究所）将我们的算法转让给一家名为"第二天"的创业公司（未资助我们的研究）。第二天公司能够对粪便样本进行分析并提供完整的微生物组组成报告。该公司能够利用微生物组信息和我们的算法，预测样本提供者对不同饮食的反应。本方法与血糖测量的主要区别在于，第二天公司利用基于粪便样本测得的微生物组组成的先进数据来预测人们对饮食的响应，而不必进行血糖测量。虽然算法的具体性质和内容并不在本书的讨论范围内，但可以用一句话来说明，第二天公司的产品整合了详尽的微生物组特性和取自上千人的生物计量学信息数据库，能够高度准确地预测个体对各种食物、食物组合和多种饮食的响应情况。该公司能为你提供非常有价值的结果。

当然，你不一定非要购买这个产品。如本书所述，虽然测量血糖需要花费的时间更长，但却是一种观察实际饮食即时响应的直观、便捷而且可操作的方法。但是，我们预计很多读者可能对第二天公司的这种检测方法感兴趣，想了解更多，可访问网站：www.daytwo.com。

可佩戴传感器

我们注意到，很多高科技公司都在开发各种自我监测设备，很多设备已经上市，比如有些设备能够监测步数、燃烧的卡路里数和心率（如 Fitbit 和苹果手表），每次发布的新产品几乎都会增加新功能，如睡眠跟踪和血压监测。这些可佩戴设备虽然能提供一些信息，但并不能给出如何利用这些信息的建议。我们预计会有更多医用设备得到逐步推广，应用到普通人群，如监测心律失常、大脑活动、肌肉活动、体温、睡眠呼吸暂停、出汗率及与压力和精神障碍相关的活动[2]。有朝一日（我们相信就在不久的将来），这些技术能够帮助普通消费者监测自身的健康状况，及早了解或预防疾病进展，同时也能监测饮食和其他生活方式干预策略是否取得成功。

"组学"方法

科学界和医学界最激动人心的变革之一就是先进计算机平台的应用，现在这些平台已经能够分析个性化大数据，并将其用于人体健康和疾病的多种方面。例如，人体基因组测序（基因组学）和肠道菌群水平测量（微生物组学）、细菌产物水平（代谢组学）和RNA水平的基因活动（转录组学）。其他应用实例包括综合血液检查和各种成像手段序列。仅在几年前，人们还认为这些技术是科学神话，现在，利用这些技术，我们能够以前所未有的精密度和准确度对人体进行分析。

有些公司已经可以提供其中一些技术（如仅测定人体基因组或只测定肠道菌群），而其他公司则希望进行更广泛的评估来实现更宏伟的目标。目前，这些技术仍然处于测试阶段，还没有清晰建立测得的数据与基于信息应采取措施之间的联系。我们预计，随着越来越多的数据积累，人们就可以根据数据提出更多可能有利于个体的建议。这需要花费一些时间，也需要进行类似我们血糖研究的广泛研究才能证明任何措施及提议的积极作用。如果完成这些工作，根据人们的检查结果预防疾病、改善健康和设计个性化治疗方案将成为医学和科学的主要发展方向。也许在不久的将来，任何人都能够获得详细的分子谱，进而获得个性定制的养生保健手段。

如你所见，我们已经进入大数据收集和分析时代。行为、生活方式、营养学、遗传学、微生物组、分子数据很快就会与我们已经获得的疾病发生率和各种健康状况临床指标整合起来。大数据分析最终将使得我们了解人体的"规律"，为多种不同的情形和背景创建更多的预测算法。终有一天，也许比我们预期的还要快，我们每个人身上或体内都能配备一位自动"医生"，也许是以应用、可佩戴检测器甚至植入物的形式携带。这位"医生"将持续不断地进行测量，采集我们的信息，在任何不良健康状况发生前发出警告。它可以在心脏病或中风发作前，在癌症发展到无法治愈的程度前，甚至在肥胖症开始发展或难以控制前警告我们。这一天并不遥远，我们今天对血糖和个性化营养学的了解只是朝这个方向努力的一步。

本书中提及了很多人，包括朋友、同事和研究的参与者，根据血糖相应结果为他们设计的个性化饮食改变了他们的生活。只有时间能够证明个性化营养学能够改变肥胖症流行的趋势和代谢性疾病发病率的升高，当然，我们希望能够继续逆转这一趋势，将人类健康调整到正确的方向。如果个性化营养学确实标志着我们健康、生活方式和食物选择方面观念的变化，那么我们很荣幸能够对此做出贡献，我们也欢迎你参与到这个范式改变的过程中来，在改善自身健康的同时，推进全世界健康事业的发展。

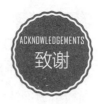

ACKNOWLEDGEMENTS
致谢

本书是我们持续努力两年的成果。我们两家实验室多年来不断进行艰苦而繁重的科学研究工作，本书对丰富的研究成果和发现进行解读，通过非专业人士易于理解的故事阐述生命的基础问题：饮食、健康、肥胖和糖尿病及其他"现代病"的风险，本书还讨论了寄生于人体内或与人共生的神秘细菌，正是这些细菌成就了我们。

感谢我们的代理人亚历克斯·格拉斯，感谢他认可我们的作品，并支持我们出版，造福大众，也感谢他启动出版程序，并为我们提供指导和帮助。我们特别感谢伊芙·亚当森，是她投入大量精力与我们一起集思广益，一起创作和编辑，是她架起了科学与常识的桥梁，使本书更加通俗易懂，易于为大众所接受。没有她的努力，我们根本无法完成这些工作！感谢我们的出版商大中出版社（Grand Central Publishing），感谢出版社的信任，在初始阶段就接受了我们的观点，并一起逐步努力完成了本书的出版。对此，我们尤其要感谢萨拉·佩尔兹和西莉亚·库里·欧克斯，感谢他们在本书的编辑过程中提供的启发和帮助。

感谢魏茨曼科学研究所给了我们充分的学术自由，让我们有机会完全凭借自己的求知欲，以自认为最有趣的方式探索未知领域。这个无界限的环境使一位计算机科学家和一位免疫学家得以一起自由地决定去研究营养学，凭借先进的基础设施和研究所的支持，探索生命的秘密。

我们深深地感谢西格尔和埃利纳夫实验室中来自世界各地的学生、博士后、助理研究员、技术员和其他实验室成员，是他们共同努力探索营养和微生物，及二者在改善健康或疾病风险中与人体的相互作用。不论是秘书、兼职学生、灭菌工作人员还是科学家，都是我们团队中的一员。你们的创造力、激励、智慧、勤奋、动力和不懈的努力推动着我们在探索治愈人类疾病的道路上越走越远。很幸运能与这些有能力的团队成员合作。本书中的故事也属于你们。

本人（伊兰·西格尔）要感谢伊兰·埃利纳夫，他是我亲密的合作伙伴和朋友，他夜以继日地为大大小小的问题提供咨询和建议。他与我互补的技能和知识总是能为我带来不一样的、新鲜的视角，使最终结果更加科学可靠，让探索结果的过程更加愉快。

本人（伊兰·埃利纳夫）向我的合作伙伴伊兰·西格尔致以真诚的感谢，他一直是我的合作伙伴、同事和真诚的朋友。他与我有着不同的科研背景和科学语言，但是，他让我们之间的互动非常愉快，充实了我们的学术和个人经历。

我们还要感谢我们共同的朋友伊兰·霍恩施泰因教授，（第三个伊兰！）感谢他发现了我们共同的科研兴趣，并介绍我们认识彼此，那是 2012 年的纽黑文，一个寒冷的午后，我们开始了长期合作，并取得了丰硕的成果。

最后，同样重要的是，深深地感谢挚爱的家人。我们的父母蕾切尔·西格尔和约夫·西格尔，丽芙卡·埃利纳夫和严卡里·埃利纳夫；我们的妻子克伦·西格尔和希拉·埃利纳夫；我们的孩子席拉·西格尔、约阿夫·西格尔和塔玛拉·西格尔，席拉·埃利纳夫、暗利·埃利纳夫和殷巴尔·埃利纳夫。多年以来，我们疏于陪伴家人，甚至比花在这本书上的精力还要少。但是，你们的爱和一如既往的支持推动着我们（和微生物组学）不断进步。克伦20多年来一直对营养学保持着热情，而我却一度忽略这一点，现在，我终于在这方面赶上了你，营养学甚至已经成为我生活的主要部分。感谢你多年来一直保持着的热情，同时也要感谢你针对营养主题与我进行不断讨论，并提出了宝贵的建议。希拉，你的睿智、丰富的生活经验、善意的质疑和微生物方面的专业知识（作为感染疾病专家）一直在帮助着我。我们从不会停止关于微生物和人体排泄作用的争论（是的，在餐桌上；是的，在孩子面前），而且争论时还会大笑。克伦和希拉，没有你们我们真的无法完成这些研究。

参考文献

前言　欢迎了解未来的节食计划

1. M. Bergman et al. "One-Hour Post-Load Plasma Glucose Level during the OGTT Predicts Mortality: Observations from the Israel Study of Glucose Intolerance, Obesity and Hypertension." *Epidemiology* 33, no. 8 (2016): 1060–1066. http://onlinelibrary.wiley.com/doi/10.1111/dme.13116/abstract.

第 1 章　面包的故事

1. A. Aubrey and M. Godoy. "75 Percent of Americans Say They Eat Healthy—Despite Evidence to the Contrary." The Salt: NPR.org. August 3, 2016. http://www.npr.org/sections/thesalt/2016/08/03/487640479/75-percent-of-americans-say-they-eat-healthy-despite-evidence-to-the-contrary.

2. FAOSTAT statistics database. *Food and Agriculture Organization of the United Nations*, 1998.

3. D. Zeevi et al. "Personalized Nutrition by Prediction of Glycemic Responses." *Cell* 163, no. 5 (2015): 1079–1094. http://www.cell.com/abstract/S0092-8674(15)01481-6.

4. F. Salamini et al. "Genetics and Geography of Wild Cereal Domestication in the Near East." *Nature Reviews Genetics* 3 (2002): 429–441. http://www.nature.com/nrg/journal/v3/n6/full/nrg817.html.

5. J. L. Slavin et al. "The Role of Whole Grains in Disease Prevention." *Journal of the American Dietetic Association* 101, no. 7 (2001): 780–785. https://www.ncbi.nlm.nih.gov/pubmed/11478475.

6. Ibid.

7. C. A. Batt and M. Tortorelo. "Encyclopedia of Food Microbiology." Academic Press, June 10, 2014.

8. F. Minervini et al. "Ecological Parameters Influencing Microbial Diversity and Stability of Traditional Sourdough." *International Journal of Food Microbiology* 171 (2014): 136–146. https://www.ncbi.nlm.nih.gov/pubmed/24355817.

9. E. K. Arendt et al. "Impact of Sourdough on the Texture of Bread." *Food Microbiology* 24, no. 2 (2007): 165–174. http://www.sciencedirect.com/science/article/pii/S0740002006001614.

10. M. Bach Kristensen et al. "A Decrease in Iron Status in Young Healthy Women after Long-Term Daily Consumption of the Recommended Intake of Fibre-Rich Wheat Bread." *European Journal of Nutrition* 44, no. 6 (2005): 334–340. https://www.ncbi.nlm.nih.gov/pubmed/15349738.

11. D. Aune et al. "Whole Grain Consumption and Risk of Cardiovascular Disease, Cancer, and All Cause and Cause Specific Mortality: Systematic Review and Dose-Response Meta-Analysis of Prospective Studies." *British Medical Journal* 2016: 353. http://www.bmj.com/content/353/bmj.i2716.

12. D. R. Jacobs et al. "Whole-Grain Intake and Cancer: An Expanded Review and Meta-Analysis." *Nutrition and Cancer* 30, no. 2 (1998): 85–96. https://www.ncbi.nlm.nih.gov/pubmed/9589426.

13. P. B. Mellen et al. "Whole Grain Intake and Cardiovascular Disease: A Meta-Analysis." *Nutrition, Metabolism, and Cardiovascular Diseases* 18, no. 4 (2008): 283–290. https://www.ncbi.nlm.nih.gov/pubmed/17449231.

14. J. S. L. de Munter et al. "Whole Grain, Bran, and Germ Intake and Risk of Type 2 Diabetes: A Prospective Cohort Study and Systematic Review." *PLoS Medicine*. August 28, 2007. http://journals.plos.org/plosmedicine/article?id=10.1371/journal.pmed.0040261.

15. P. L. Lutsey et al. "Whole Grain Intake and Its Cross-Sectional Association with Obesity, Insulin Resistance, Inflammation, Diabetes and Subclinical CVD: The MESA Study." *British Journal of Nutrition* 98, no. 2 (2007): 397–405. https://www.ncbi.nlm.nih.gov/pubmed/17391554.

16. M. A. Pereira et al. "Effect of Whole Grains on Insulin Sensitivity in Overweight Hyperinsulinemic Adults." *American Journal of Clinical Nutrition* 75, no. 5 (2002): 848–855. https://www.ncbi.nlm.nih.gov/pubmed/11976158.

17. R. Giacco et al. "Effects of the Regular Consumption of Wholemeal Wheat Foods on Cardiovascular Risk Factors in Healthy People." *Nutrition, Metabolism, and Cardiovascular Diseases* 20, no. 3 (2010): 186–194. https://www.ncbi.nlm.nih.gov/pubmed/19502018.

18. P. Tighe et al. "Effect of Increased Consumption of Whole-Grain Foods on Blood Pressure and Other Cardiovascular Risk Markers in Healthy Middle-Aged Persons: A Randomized Controlled Trial." *American Journal of*

Clinical Nutrition 92, no. 4 (2010): 733–740. https://www.ncbi.nlm.nih.gov/pubmed/20685951.

19. H. I. Katcher et al. "The Effects of a Whole Grain–Enriched Hypocaloric Diet on Cardiovascular Disease Risk Factors in Men and Women with Metabolic Syndrome." *American Journal of Clinical Nutrition* 87, no. 1 (2008): 79–90. http://ajcn.nutrition.org/content/87/1/79.full.

20. J. Montonen et al. "Consumption of Red Meat and Whole-Grain Bread in Relation to Biomarkers of Obesity, Inflammation, Glucose Metabolism and Oxidative Stress." *European Journal of Nutrition* 52, no. 1 (2013): 337–345. https://www.ncbi.nlm.nih.gov/pubmed/22426755.

21. R. Giacco et al. "Effects of the Regular Consumption of Wholemeal Wheat Foods on Cardiovascular Risk Factors in Healthy People." *Nutrition, Metabolism, and Cardiovascular Diseases* 20, no. 3 (2010): 186–194. https://www.ncbi.nlm.nih.gov/pubmed/19502018.

22. M. K. Jensen et al. "Whole Grains, Bran, and Germ in Relation to Homocysteine and Markers of Glycemic Control, Lipids, and Inflammation 1." *American Journal of Clinical Nutrition* 83, no. 2 (2006): 275–283. https://www.ncbi.nlm.nih.gov/pubmed/16469984.

23. F. Sofi et al. "Effects of Short-Term Consumption of Bread Obtained by an Old Italian Grain Variety on Lipid, Inflammatory, and Hemorheological Variables: An Intervention Study." *Journal of Medicinal Food* 13, no. 3 (2010): 615–620. https://www.ncbi.nlm.nih.gov/pubmed/20438321.

24. P. Tighe et al. "Effect of Increased Consumption of Whole-Grain Foods on Blood Pressure and Other Cardiovascular Risk Markers in Healthy Middle-Aged Persons: A Randomized Controlled Trial." *American Journal of Clinical Nutrition* 92, no. 4 (2010): 733–740. https://www.ncbi.nlm.nih.gov/pubmed/20685951.

25. P. Vitaglione et al. "Whole-Grain Wheat Consumption Reduces Inflammation in a Randomized Controlled Trial on Overweight and Obese Subjects with Unhealthy Dietary and Lifestyle Behaviors: Role of Polyphenols Bound to Cereal Dietary Fiber." *American Journal of Clinical Nutrition* 101, no. 2 (2015): 251–261. https://www.ncbi.nlm.nih.gov/pubmed/25646321.

26. A. Andersson et al. "Whole-Grain Foods Do Not Affect Insulin Sensitivity or Markers of Lipid Peroxidation and Inflammation in Healthy, Moderately Overweight Subjects." *Journal of Nutrition* 137, no. 6 (2007): 1401–1407. https://www.ncbi.nlm.nih.gov/pubmed/17513398.

27. I. A. Brownlee et al. "Markers of Cardiovascular Risk Are Not Changed by Increased Whole-Grain Intake: The WHOLEheart Study, a Randomised, Controlled Dietary Intervention." *British Journal of Nutrition* 104, no. 1 (2010): 125–134. https://www.ncbi.nlm.nih.gov/pubmed/20307353.

28. A. Costabile et al. "Whole-Grain Wheat Breakfast Cereal Has a Prebiotic Effect on the Human Gut Microbiota: A Double-Blind, Placebo-Controlled, Crossover Study." *British Journal of Nutrition* 99, no. 1 (2008): 110–120. https://www.ncbi.nlm.nih.gov/pubmed/17761020.

29. R. Giacco et al. "Effects of the Regular Consumption of Wholemeal Wheat Foods on Cardiovascular Risk Factors in Healthy People." *Nutrition, Metabolism, and Cardiovascular Diseases* 20, no. 3 (2010): 186–194. https://www.ncbi.nlm.nih.gov/pubmed/19502018.

30. A. J. Tucker et al. "The Effect of Whole Grain Wheat Sourdough Bread Consumption on Serum Lipids in Healthy Normoglycemic/Normoinsulinemic and Hyperglycemic/Hyperinsulinemic Adults Depends on Presence of the APOE E3/E3 Genotype: A Randomized Controlled Trial." *Nutrition & Metabolism* 7, no. 37 (2010). https://www.ncbi.nlm.nih.gov/pubmed/20444273.

31. B. Chassaing et al. "Dietary Emulsifiers Impact the Mouse Gut Microbiota Promoting Colitis and Metabolic Syndrome." *Nature* 519, no. 7541 (2015): 92–96. https://www.ncbi.nlm.nih.gov/pubmed/25731162.

32. J. Lappi et al. "Sourdough Fermentation of Wholemeal Wheat Bread Increases Solubility of Arabinoxylan and Protein and Decreases Postprandial Glucose and Insulin Responses." *Journal of Cereal Science* 51, no. 1 (2010): 152–158. http://www.sciencedirect.com/science/article/pii/S0733521009001738.

33. K. Poutanen et al. "Sourdough and Cereal Fermentation in a Nutritional Perspective." *Food Microbiology* 26, no. 7 (2009): 693–699. https://www.ncbi.nlm.nih.gov/pubmed/19747602.

第 2 章　现代健康问题

1. "Achievements in Public Health, 1900–1999: Control of Infectious Diseases." *Morbidity and Mortality Weekly Report, Centers for Disease Control and Prevention* 48, no. 29 (1999): 621–629. http://www.cdc.gov/mmwR/preview/mmwrhtml/mm4829a1.htm.

2. H. A. Coller. "Is Cancer a Metabolic Disease?" *American Journal of Pathology* 184, no. 1 (2014): 4–17. http://ajp.amjpathol.org/article/S0002-9440(13)00653-6/fulltext.

3. H. Cai et al. "Metabolic Dysfunction in Alzheimer's Disease and Related Neurodegenerative Disorders." *Current Alzheimer Research* 9, no. 1 (2012): 5–17. https://www.ncbi.nlm.nih.gov/pubmed/22329649.

4. P. Zhang and B. Tian. "Metabolic Syndrome: An Important Risk Factor for Parkinson's Disease." *Oxidative Medicine and Cellular Longevity* 2014, article ID 729194. https://www.hindawi.com/journals/omcl/2014/729194/cta.

5. P. Paschos and K. Paletas. "Non Alcoholic Fatty Liver Disease and Metabolic Syndrome." *Hippokratia* 13, no. 1 (2009): 9–19. https://www.ncbi.nlm.nih.gov/pmc/articles/PMC2633261.

6. "Overweight & Obesity Statistics." National Institute of Diabetes and Digestive and Kidney Diseases, October 2012. https://www.niddk.nih.gov/health-information/health-statistics/Pages/overweight-obesity-statistics.aspx#top.

7. "Obesity and Overweight Fact Sheet." World Health Organization, June 2016. http://www.who.int/mediacentre/factsheets/fs311/en.

8. "Diabetes Fact Sheet." World Health Organization, July 2017. http://www.who.int/mediacentre/factsheets/fs312/en.

9. "Diabetes Latest." Centers for Disease Control and Prevention, June 2014. https://www.cdc.gov/features/diabetesfactsheet.

10. "Heart Disease, Stroke and Research Statistics At-a-Glance." American Heart Association, American Stroke Association, December 2015. http://www.heart.org/idc/groups/ahamah-public/@wcm/@sop/@smd/documents/downloadable/ucm_480086.pdf.

11. J. Worland. "More Than a Third of U.S. Adults Have Metabolic Syndrome." *Time Health*, May 19, 2015. http://time.com/3887131/metabolic-syndrome-obesity.

12. "Cancer Facts & Figures 2017." American Cancer Society, 2017. https://www.cancer.org/content/dam/cancer-org/research/cancer-facts-and-statistics/annual-cancer-facts-and-figures/2017/cancer-facts-and-figures-2017.pdf.

13. "Heart Disease and Stroke Statistics—At-a-Glance." American Heart Association, American Stroke Association, 2015. https://www.heart.org/idc/groups/ahamah-public/@wcm/@sop/@smd/documents/downloadable/ucm_470704.pdf.

14. M. Ahmed. "Non-alcoholic Fatty Liver Disease in 2015." *World Journal of Hepatology* 7, no. 11 (2015): 1450–1459. https://www.ncbi.nlm.nih.gov/pmc/articles/PMC4462685.

15. "Liver Disease: The Big Picture." American Liver Foundation, October 2013. http://www.liverfoundation.org/education/liverlowdown/ll1013/bigpicture.

16. "2017 Alzheimer's Disease Facts and Figures." Alzheimer's Association, 2017. http://www.alz.org/facts.

17. "Parkinson's Disease Q&A." Parkinson's Disease Foundation, 2016. http://www.pdf.org/pdf/pubs_parkinson_qa_16.pdf.

18. "Long-Term Trends in Diabetes." Centers for Disease Control and Prevention, Division of Diabetes Translation, April 2016. https://www.cdc.gov/diabetes/statistics/slides/long_term_trends.pdf.

19. "Four-Decade Study: Americans Taller, Fatter." Live Science, October 27, 2004. http://www.livescience.com/49-decade-study-americans-taller-fatter.html.

20. R. Dotinga. "The Average Americans' Weight Change since the 1980s Is Startling." CBS News, August 3, 2016. http://www.cbsnews.com/news/americans-weight-gain-since-1980s-startling.

21. "Life Expectancy Increases Globally as Death Toll Falls from Major Diseases." Institute for Health Metrics and Evaluation, 2014. http://www.healthdata.org/news-release/life-expectancy-increases-globally-death-toll-falls-major-diseases.

22. V. Dengler et al. "Disruption of Circadian Rhythms and Sleep in Critical Illness and Its Impact on Innate Immunity." *Current Pharmaceutical Design* 21, no. 24 (2015): 3469–3476. https://www.ncbi.nlm.nih.gov/pubmed/26144943.

23. T. Eckle. "Health Impact and Management of a Disrupted Circadian Rhythm and Sleep in Critical Illnesses." *Current Pharmaceutical Design* 21, no. 24 (2015): 3428–3430. https://www.ncbi.nlm.nih.gov/pmc/articles/PMC4673005/#R9.

24. U. Schibler. "The Daily Rhythms of Genes, Cells and Organs." *EMBO Reports* 6, S1 (2005): S67–S62. http://embor.embopress.org/content/6/S1/S9.

25. A. J. Lewy et al. "Light Suppresses Melatonin Secretion in Humans." *Science* 210, no. 4475 (1980): 1267–1269. https://www.ncbi.nlm.nih.gov/pubmed/7434030.

26. K. Wulff et al. "Sleep and Circadian Rhythm Disruption in Psychiatric and Neurodegenerative Disease." *Nature Reviews Neuroscience* 11 (2010): 589–599. http://www.nature.com/nrn/journal/v11/n8/full/nrn2868.html.

27. R. B. Costello et al. "The Effectiveness of Melatonin for Promoting Healthy Sleep: A Rapid Evidence Assessment of the Literature." *Nutrition Journal* 13, no. 106 (2014). https://www.ncbi.nlm.nih.gov/pmc/articles/PMC4273450/.

28. A. Grundy et al. "Shift Work, Circadian Gene Variants and Risk of Breast Cancer." *Cancer Epidemiology* 37, no. 5 (2013): 606–612. https://www.ncbi.nlm.nih.gov/pubmed/23725643.

29. F. C. Kelleher et al. "Circadian Molecular Clocks and Cancer." *Cancer Letters* 342, no. 1 (2014): 9–18. https:www.ncbi.nlm.nih.gov/pubmed/24099911.

30. R. G. Stevens. "Circadian Disruption and Breast Cancer: From Melatonin to Clock Genes." *Epidemiology* 16, no. 2 (2005): 254–258. http://journals.lww.com/epidem/Abstract/2005/03000/Circadian_Disruption_and_Breast_Cancer__From.16.aspx.

31. K. Wulff et al. "Sleep and Circadian Rhythm Disruption in Psychiatric and Neurodegenerative Disease." *Nature Reviews Neuroscience* 11, no. 8 (2010): 589–599. https://www.ncbi.nlm.nih.gov/pubmed/20631712.

32. J. Emens et al. "Circadian Misalignment in Major Depressive Disorder." *Psychiatry Research* 168, no. 3 (2009): 259–261. http://www.psy-journal.com/article/S0165-1781(09)00161-9/abstract.

33. B. P. Hasler et al. "Phase Relationships between Core Body Temperature, Melatonin, and Sleep Are Associated with Depression Severity: Further Evidence for Circadian Misalignment in Non-Seasonal Depression." *Psychiatry Research* 178, no. 1 (2010): 205–207. http://www.psy-journal.com/article/S0165-1781(10)00186-1/fulltext.

34. T. Eckle. "Health Impact and Management of a Disrupted Circadian Rhythm and Sleep in Critical Illnesses." *Current Pharmaceutical Design* 21, no. 24 (2015): 3428–3430. https://www.ncbi.nlm.nih.gov/pmc/articles/PMC4673005/#R9.

35. S. K. Davies et al. "Effect of Sleep Deprivation on the Human Metabolome." Proceedings of the National Academy of Sciences of the United States of America 111, no. 29 (2014): 10761–10766.

36. A. W. McHill et al. "Impact of Circadian Misalignment on Energy Metabolism during Simulated Nightshift Work." Proceedings of the National Academy of Sciences of the United States of America 111, no. 48 (2014): 17302–17307.

37. Ibid.

38. Ibid.

39. Ibid.

40. M. A. Grandner et al. "The Use of Technology at Night: Impact on Sleep and Health." *Journal of Clinical Sleep Medicine* 9, no. 12 (2013): 1301–1302. http://www.aasmnet.org/jcsm/ViewAbstract.aspx?pid=29250.

41. J. Schmerler. "Q&A: Why Is Blue Light before Bedtime Bad for Sleep?" *Scientific American*. September 1, 2015. https://www.scientificamerican.com/article/q-a-why-is-blue-light-before-bedtime-bad-for-sleep.

42. "International Tourist Arrivals Up 4% in the First Half of 2016." United Nations World Tourism Organization, September 29, 2016. Press release no. 16067. http://media.unwto.org/press-release/2016-09-26/international-tourist-arrivals-4-first-half-2016.

43. "What's Changed in Air Travel Since 1960?" International Association for Medical Assistance to Travelers, June 22, 2015. https://www.iamat.org/blog/whats-changed-in-air-travel-since-1960.

44. K. Cho et al. "Chronic Jet Lag Produces Cognitive Deficits." *Journal of Neuroscience* 20, no. RC66 (2000): 1–5. http://www.jneurosci.org/content/20/6/RC66.long.

45. E. Filipski et al. "Effects of Chronic Jet Lag on Tumor Progression in Mice." *Cancer Research* 64, no. 21 (2004): 7879–7885. https://www.ncbi.nlm.nih.gov/pubmed/15520194.

46. "Labor Movement." History Channel. http://www.history.com/topics/labor.

47. A. Sifferlin. "Working Too Hard? Physically Demanding Jobs Tied to Higher Risk of Heart Disease." *Time.* April 19, 2013. http://healthland.time.com/2013/04/19/physically-demanding-jobs-are-linked-to-higher-risk-of-heart-disease.

48. G. Reynolds. "Sit Less, Live Longer?" *The NYT Well Blog,* September 17, 2014. http://well.blogs.nytimes.com/2014/09/17/sit-less-live-longer/?_r=1.

49. N. Owen et al. "Sedentary Behavior: Emerging Evidence for a New Health Risk." *Mayo Clinic Proceedings* 85, no. 12 (2010): 1138–1141. https://www.ncbi.nlm.nih.gov/pmc/articles/PMC2996155.

50. Ibid.

51. J. K. Goodrich et al. "Human Genetics Shape the Gut Microbiome." *Cell* 159, no. 4 (2014): 789–799. https://www.ncbi.nlm.nih.gov/pubmed/25417156.

52. M. Chopra et al. "A Global Response to a Global Problem: The Epidemic of Overnutrition." *Bulletin of the World Health Organization* 80, no. 12 (2002). http://www.scielosp.org/scielo.php?script=sci_arttext&pid=S0042-96862000 2001200009.

第 3 章　错误信息高速公路

1. C. E. Kearns et al. "Sugar Industry and Coronary Heart Disease Research: A Historical Analysis of Internal Industry Documents." *JAMA Internal Medicine* 176, no. 11 (2016): 1680–1685. http://jamanetwork.com/journals/jamainternalmedicine/article-abstract/2548255.

2. R. B. McGandy et al. "Dietary Fats, Carbohydrates and Atherosclerotic Vascular Disease." *New England Journal of Medicine* 3, no. 277: 245–247. https://www.ncbi.nlm.nih.gov/pubmed/5339699.

3. A. O'Connor. "How the Sugar Industry Shifted Blame to Fat." *New York Times*, September 12, 2016. http://www.nytimes.com/2016/09/13/well/eat/how-the-sugar-industry-shifted-blame-to-fat.html?_r=1.

4. M. Nestle. "Food Lobbies, the Food Pyramid, and U.S. Nutrition Policy." *International Journal of Health Services* 23, no. 3 (1993): 483–496. https://www.ncbi.nlm.nih.gov/pubmed/8375951.

5. C. Choi. "AP Exclusive: How Candy Makers Shape Nutrition Science." *Associated Press*, June 2, 2016. http://bigstory.ap.org/article/f9483d554430445 fa6566bb0aaa293d1/ap-exclusive-how-candy-makers-shape-nutrition-science.

6. Ibid.

7. M. Nestle. "Six Industry-Funded Studies. The Score for the Year: 156/12." Food Politics, March 18, 2016. http://www.foodpolitics.com/2016/03/six-industry-funded-studies-the-score-for-the-year-15612.

8. A. Nevala-Lee. "Albert Einstein on Asking the Right Questions." *Wordpress*, June 2011. https://nevalalee.wordpress.com/2011/06/12/albert-einstein-on-asking-the-right-questions.

第 4 章　你对营养学的了解可能有误

1. "The Food Guide Pyramid." United States Department of Agriculture, Center for Nutrition Policy and Promotion, October 1996. https://www.cnpp.usda.gov/sites/default/files/archived_projects/FGPPamphlet.pdf.

2. H. Antecol and K. Bedard. "Unhealthy Assimilation: Why Do Immigrants Converge to American Health Status Levels?" *Demography* 43, no. 2 (2006): 337–360. http://link.springer.com/article/10.1353/dem.2006.0011.

3. C. H. Barcenas et al. "Birthplace, Years of Residence in the United States, and Obesity among Mexican-American Adults." *Obesity* 15, no. 4 (2007): 1043–1052. http://onlinelibrary.wiley.com/doi/10.1038/oby.2007.537/full.

4. W. P. Frisbie et al. "Immigration and the Health of Asian and Pacific Islander Adults in the United States." *American Journal of Epidemiology* 153, no. 4 (2001): 372–380. https://www.ncbi.nlm.nih.gov/pubmed/11207155.

5. M. Sanghavi Goel et al. "Obesity among US Immigrant Subgroups by Duration of Residence." *JAMA* 292, no. 23 (2004): 2860–2867. http://jamanetwork.com/journals/jama/fullarticle/199990.

6. R. D. Mattes and B. M. Popkin. "Nonnutritive Sweetener Consumption in Humans: Effects on Appetite and Food Intake and Their Putative Mechanisms." *American Journal of Clinical Nutrition* 89, no. 1 (2009): 1–14. http://ajcn.nutrition.org/content/89/1/1.full.

7. J. Suez et al. "Artificial Sweeteners Induce Glucose Intolerance by Altering the Gut Microbiota." *Nature* 514, no. 7521 (2014): 181–186. http://www.nature.com/nature/journal/v514/n7521/full/nature13793.html.

8. G. L. Austin et al. "Trends in Carbohydrate, Fat, and Protein Intakes and Association with Energy Intake in Normal-Weight, Overweight, and Obese Individuals: 1971–2006." *American Journal of Clinical Nutrition* 93, no. 4 (2011): 836–843. http://ajcn.nutrition.org/content/93/4/836.full.

9. V. L. Veum et al. "Visceral Adiposity and Metabolic Syndrome After Very High-Fat and Low-Fat Isocaloric Diets: A Randomized Controlled Trial." *American Journal of Clinical Nutrition*, November 30, 2016. http://ajcn.nutrition.org/content/early/2016/11/30/ajcn.115.123463.abstract.

10. P. J. Turnbaugh et al. "An Obesity-Associated Gut Microbiome with Increased Capacity for Energy Harvest." *Nature* 444, no. 7122 (2006): 1027–1031. https://www.ncbi.nlm.nih.gov/pubmed/17183312.

11. "Majority of Studies of High-Fat Diets in Mice Inaccurately Portrayed." *UC Davis Health System.* http://www.ucdmc.ucdavis.edu/welcome/features/20080702_diet_warden.

12. C. Nierenberg. "Trans Fat Linked to Heart Disease, Huge Study Review Concludes." *Live Science*, August 11, 2015. http://www.livescience.com/51823-trans-fat-heart-disease.html.

13. M. U. Jakobsen et al. "Major Types of Dietary Fat and Risk of Coronary Heart Disease: A Pooled Analysis of 11 Cohort Studies." *American Journal of Clinical Nutrition* 89, no. 5 (2009): 1425–1432. https://www.ncbi.nlm.nih.gov/pmc/articles/PMC2676998.

14. M. U. Jakobsen et al. "Intake of Carbohydrates Compared with Intake of Saturated Fatty Acids and Risk of Myocardial Infarction: Importance of the Glycemic Index." *American Journal of Clinical Nutrition* 91, no. 6 (2010): 1764–1768. https://www.ncbi.nlm.nih.gov/pubmed/20375186.

15. R. Buettner et al. "Defining High-Fat-Diet Rat Models: Metabolic and Molecular Effects of Different Fat Types." *Journal of Molecular Endocrinology* 36, no. 3 (2006): 485–501. https://www.ncbi.nlm.nih.gov/pubmed/16720718.

16. R. J. de Souza et al. "Intake of Saturated and Trans Unsaturated Fatty Acids and Risk of All Cause Mortality, Cardiovascular Disease, and Type 2 Diabetes: Systematic Review and Meta-Analysis of Observational Studies." *British Medical Journal*, August 12, 2015. http://www.bmj.com/content/351/bmj.h3978.

17. L. A. Bazzano et al. "Effects of Low-Carbohydrate and Low-Fat Diets: A Randomized Trial." *Annals of Internal Medicine* 161, no. 5 (2014): 309–318. http://annals.org/aim/article/1900694/effects-low-carbohydrate-low-fat-diets-randomized-trial.

18. P. W. Siri-Tarino et al. "Meta-Analysis of Prospective Cohort Studies Evaluating the Association of Saturated Fat with Cardiovascular Disease." *American Journal of Clinical Nutrition*, January 13, 2010. http://ajcn.nutrition.org/content/early/2010/01/13/ajcn.2009.27725.abstract.

19. I. Shai et al. "Weight Loss with a Low-Carbohydrate, Mediterranean, or Low-Fat Diet." *New England Journal of Medicine* 359, no. 3 (2008): 229–241. https://www.ncbi.nlm.nih.gov/pubmed/18635428.

20. Nurses' Health Study. http://www.nurseshealthstudy.org.

21. Framingham Heart Study. https://www.framinghamheartstudy.org.

22. R. Chowdhury et al. "Association of Dietary, Circulating, and Supplement Fatty Acids with Coronary Risk: A Systematic Review and Meta-analysis."

Annals of Internal Medicine 160, no. 6 (2014): 398–406. http://annals.org/aim/article/1846638/association-dietary-circulating-supplement-fatty-acids-coronary-risk-systematic-review.

23. F. B. Hu et al. "Dietary Saturated Fats and Their Food Sources in Relation to the Risk of Coronary Heart Disease in Women." *American Journal of Clinical Nutrition* 70, no. 6 (1999): 1001–1008. https://www.ncbi.nlm.nih.gov/pubmed/10584044.

24. "The American Heart Association's Diet and Lifestyle Recommendations." *American Heart Association*, October 24, 2016. http://www.heart.org/HEARTORG/HealthyLiving/HealthyEating/Nutrition/The-American-Heart-Associations-Diet-and-Lifestyle-Recommendations_UCM_305855_Article.jsp#.WEBp8eYrKUk.

25. L. R. Freeman et al. "Damaging Effects of a High-Fat Diet to the Brain and Cognition: A Review of Proposed Mechanisms." *Nutritional Neuroscience* 17, no. 6 (2014): 241–251. https://www.ncbi.nlm.nih.gov/pmc/articles.PMC4074256.

26. S. Kalmijn et al. "Dietary Fat Intake and the Risk of Incident Dementia in the Rotterdam Study." *Annals of Neurology* 42, no. 5 (1997): 776–782. https://www.ncbi.nlm.nih.gov/pubmed/9392577.

27. A. H. Lichtenstein and L. Van Horn. "Very Low Fat Diets." *Circulation* 8, no. 9 (1998): 935–939. http://circ.ahajournals.org/content/98/9/935.

28. N. A. Graudal et al. "Effects of Sodium Restriction on Blood Pressure, Renin, Aldosterone, Catecholamines, Cholesterols, and Triglyceride: A Meta-analysis." *JAMA* 279, no. 17 (1998): 1383–1391. http://jamanetwork.com/journals/jama/article-abstract/187486.

29. S. J. Ley et al. "Long-Term Effects of a Reduced Fat Diet Intervention on Cardiovascular Disease Risk Factors in Individuals with Glucose Intolerance." *Diabetes Research and Clinical Practice* 63, no. 2 (2004): 103–112. http://www.diabetesresearchclinicalpractice.com/article/S0168-8227(03)00218-3/abstract.

30. N. Mansoor et al. "Effects of Low-Carbohydrate Diets v. Low-Fat Diets on Body Weight and Cardiovascular Risk Factors: A Meta-analysis of Randomized Controlled Trials." *British Journal of Nutrition* 115, no. 3 (2016): 466–479. https://www.ncbi.nlm.nih.gov/pubmed/26768850.

31. S. J. Ley et al. "Long-Term Effects of a Reduced Fat Diet Intervention on Cardiovascular Disease Risk Factors in Individuals with Glucose Intolerance." *Diabetes Research and Clinical Practice* 63, no. 2 (2004): 103–112. http://www.diabetesresearchclinicalpractice.com/article/S0168-8227(03)00218-3/abstract.

32. Ibid.

33. A. H. Lichtenstein and L. Van Horn. "Very Low Fat Diets." *Circulation* 98, no. 9 (1998): 935–939. http://circ.ahajournals.org/content/98/9/935.

34. E. J. Schaefer et al. "The Effects of Low Cholesterol, High Polyunsaturated Fat, and Low Fat Diets on Plasma Lipid and Lipoprotein Cholesterol Levels in Normal and Hypercholesterolemic Subjects." *American Journal of Clinical Nutrition* 34, no. 9 (1981): 1758–1763. http://ajcn.nutrition.org/content/34/9/1758?ijkey=f83315783c84ba9ee2a161b04e572d5d2925add0&keytype2=tf_ipsecsha.

35. J. M. Lattimer and M. D. Haub. "Effects of Dietary Fiber and Its Components on Metabolic Health." *Nutrients* 2, no. 12 (2010): 1266–1289. https://www.ncbi.nlm.nih.gov/pmc/articles/PMC3257631.

36. Q. Yang et al. "Added Sugar Intake and Cardiovascular Diseases Mortality among US Adults." *JAMA Internal Medicine* 174, no. 4 (2014): 516–524. http://jamanetwork.com/journals/jamainternalmedicine/fullarticle/1819573.

37. L. S. Gross et al. "Increased Consumption of Refined Carbohydrates and the Epidemic of Type 2 Diabetes in the United States: An Ecologic Assessment." *American Journal of Clinical Nutrition* 79, no. 5 (2004): 774–779. http://ajcn.nutrition.org/content/79/5/774.full.

38. S. S. Jonnalagadda et al. "Putting the Whole Grain Puzzle Together: Health Benefits Associated with Whole Grains—Summary of American Society for Nutrition 2010 Satellite Symposium." *Journal of Nutrition* 141, no. 5 (2011): 1011S–1022S. https://www.ncbi.nlm.nih.gov/pmc/articles/PMC3078018.

39. Q. Yang et al. "Added Sugar Intake and Cardiovascular Diseases Mortality among US Adults." *Jama Internal Medicine* 174, no. 4 (2014): 516–524. http://jamanetwork.com/journals/jamainternalmedicine/fullarticle/1819573.

40. L. R. Vartanian et al. "Effects of Soft Drink Consumption on Nutrition and Health: A Systematic Review and Meta-analysis." *American Journal of Public Health* 97, no. 4 (2007): 667–675. https://www.ncbi.nlm.nih.gov/pmc/articles/PMC1829363.

41. L. S. Gross et al. "Increased Consumption of Refined Carbohydrates and the Epidemic of Type 2 Diabetes in the United States: An Ecologic Assessment." *American Journal of Clinical Nutrition* 79, no. 5 (2004): 774–779. http://ajcn.nutrition.org/content/79/5/774.full.

42. S. Apple. "An Old Idea, Revived: Starve Cancer to Death." *New York Times Magazine,* May 12, 2016. http://www.nytimes.com/2016/05/15/magazine/warburg-effect-an-old-idea-revived-starve-cancer-to-death.html?_r=2.

43. "The Framingham Diet Study: Diet and the Regulation of Serum Cholesterol." U.S. Department of Health, Education, and Welfare, Public Health

Service, National Institutes of Health, 1971. https://books.google.com.au/books/about/The_Framingham_diet_study.html?id=-JzIHAAACAAJ.

44. E. Fothergill et al. "Persistent Metabolic Adaptation 6 Years after 'The Biggest Loser' Competition." *Obesity* 24, no. 8 (2016): 1612–1619. http://onlinelibrary.wiley.com/doi/10.1002/oby.21538/full#oby21538-bib-0038.

45. K. H. Pietiläinen et al. "Does Dieting Make You Fat? A Twin Study." *International Journal of Obesity* 36 (2012): 456–464. http://www.nature.com/ijo/journal/v36/n3/full/ijo2011160a.html.

46. A. E. Field et al. "Relation Between Dieting and Weight Change Among Preadolescents and Adolescents." *Pediatrics* 112, no. 4 (2003). http://pediatrics.aappublications.org/content/112/4/900.

47. D. Neumark-Sztainer et al. "Obesity, Disordered Eating, and Eating Disorders in a Longitudinal Study of Adolescents: How Do Dieters Fare 5 Years Later?" *Journal of the American Dietetic Association* 106, no. 4 (2006): 559–568. https://www.ncbi.nlm.nih.gov/pubmed/16567152.

48. G. C. Patton et al. "Onset of Adolescent Eating Disorders: Population Based Cohort Study over 3 Years." *British Medical Journal* 318 (1999): 765. http://www.bmj.com/content/318/7186/765?view=long&pmid=10082698.

第 5 章　肠道内的宇宙：为何这个宇宙如此重要

1. F. Marineli et al. "Mary Mallon (1869–1938) and the History of Typhoid Fever." *Annals of Gastroenterology* 26, no. 2 (2013): 132–134. https://www.ncbi.nlm.nih.gov/pmc/articles/PMC3959940/pdf/AnnGastroenterol-26-132.pdf.

2. "Typhoid Fever." WebMD. http://www.webmd.com/a-to-z-guides/typhoid-fever#1.

3. T. Hesman Saey. "Body's Bacteria Don't Outnumber Human Cells So Much after All." *Science News*, January 8, 2016. https://www.sciencenews.org/article/body%E2%80%99s-bacteria-don%E2%80%99t-outnumber-human-cells-so-much-after-all.

4. Ibid.

5. J. Debelius et al. "Tiny Microbes, Enormous Impacts: What Matters in Gut Microbiome Studies?" *Genome Biology*, October 19, 2016. http://genomebiology.biomedcentral.com/articles/10.1186/s13059-016-1086-x#CR1.

6. "Fast Facts about the Human Microbiome." Center for Ecogenetics & Environmental Health, January 2014. https://depts.washington.edu/ceeh/downloads/FF_Microbiome.pdf.

7. P. J. Turnbaugh et al. "An Obesity-Associated Gut Microbiome with Increased Capacity for Energy Harvest." *Nature* 444 (2006): 1027–1031.

http://www.nature.com/nature/journal/v444/n7122/abs/nature05414.html.

8. Ibid.

9. "Beneficial Gut Bacteria That Produce Vitamins B2, B9, B12 and K2." *Eupedia*, February 14, 2016. http://www.eupedia.com/forum/threads/31972-Beneficial-gut-bacteria-that-produce-vitamins-B2-B9-B12-and-K2.

10. Ibid.

11. Ibid.

12. "The Human Microbiome, Diet, and Health: Workshop Summary." Institute of Medicine, Health and Medicine Division, 2013. https://www.ncbi.nlm.nih.gov/books/NBK154098.

13. "Microbiome 101: Understanding Gut Microbiota." Prescript-Assist. http://www.prescript-assist.com/intestinal-health/gut-microbiome.

14. V. K. Ridaura et al. "Gut Microbiota from Twins Discordant for Obesity Modulate Metabolism in Mice." *Science* 341, no. 6150 (2013). http://science.sciencemag.org/content/341/6150/1241214.

15. J. K. Goodrich et al. "Human Genetics Shape the Gut Microbiome." *Cell* 159, no. 4 (2014): 789–799. http://www.cell.com/cell/fulltext/S0092–8674(14)01241-0.

16. M. Noval Rivas et al. "A Microbiota Signature Associated with Experimental Food Allergy Promotes Allergic Sensitization and Anaphylaxis." *Journal of Allergy and Clinical Immunology* 131, no. 1 (2013): 201–212. http://www.jacionline.org/article/S0091-6749(12)01694-6/abstract.

17. A. D. Kostic et al. "The Dynamics of the Human Infant Gut Microbiome in Development and in Progression toward Type 1 Diabetes." *Cell Host & Microbiome* 17, no. 2 (2015): 260–273. http://www.cell.com/cell-host-microbe/fulltext/S1931-3128(16)30264-5.

18. X. Zhang et al. "The Oral and Gut Microbiomes Are Perturbed in Rheumatoid Arthritis and Partly Normalized after Treatment." *Nature Medicine* 21 (2015): 895–905. http://www.nature.com/nm/journal/v21/n8/full/nm.3914.html.

19. M. E. Costello et al. "Brief Report: Intestinal Dysbiosis in Ankylosing Spondylitis." *Arthritis & Rheumatology* 67, no. 3 (2015): 686–691. http://onlinelibrary.wiley.com/doi/10.1002/art.38967/abstract.

20. M. C. de Goffau et al. "Fecal Microbiota Composition Differs between Children with β-Cell Autoimmunity and Those Without." *Diabetes* 62, no. 4 (2013): 1238–1244. http://diabetes.diabetesjournals.org/content/62/4/1238.

21. A. Giongo et al. "Toward Defining the Autoimmune Microbiome for Type 1 Diabetes." *ISME Journal* 5 (2011): 82–91. http://www.nature.com/ismej/journal/v5/n1/full/ismej201092a.html.

22. S. Michail et al. "Alterations in the Gut Microbiome of Children with Severe Ulcerative Colitis." *Inflammatory Bowel Diseases* 18, no. 10 (2012): 1799–1808. https://www.ncbi.nlm.nih.gov/pubmed/22170749.

23. R. A. Luna and J. A. Foster. "Gut Brain Axis: Diet Microbiota Interactions and Implications for Modulation of Anxiety and Depression." *Current Opinion in Biotechnology* 32 (2015): 35–41. https://www.ncbi.nlm.nih.gov/pubmed/25448230.

24. S. Dash et al. "The Gut Microbiome and Diet in Psychiatry: Focus on Depression." *Current Opinion in Psychiatry* 28, no. 1 (2015): 1–6. https://www.ncbi.nlm.nih.gov/pubmed/25415497.

25. S. C. Kleinman et al. "The Intestinal Microbiota in Acute Anorexia Nervosa and During Renourishment: Relationship to Depression, Anxiety, and Eating Disorder Psychopathology." *Psychosomatic Medicine* 77, no. 9 (2015): 969–981. https://www.ncbi.nlm.nih.gov/pubmed/26428446.

26. E. Castro-Nallar et al. "Composition, Taxonomy and Functional Diversity of the Oropharynx Microbiome in Individuals with Schizophrenia and Controls." *PeerJ*, August 2015. https://peerj.com/articles/1140.

27. A. Keshavarzian et al. "Colonic Bacterial Composition in Parkinson's Disease." *Movement Disorders* 30, no. 10 (2015): 1351–1360. http://onlinelibrary.wiley.com/doi/10.1002/mds.26307/abstract.

28. J. M. Hill et al. "Pathogenic Microbes, the Microbiome, and Alzheimer's Disease (AD)." *Frontiers in Aging Neuroscience* 6 (2014): 127. https://www.ncbi.nlm.nih.gov/pmc/articles/PMC4058571.

29. Y. Zhao and W. J. Lukiw. "Microbiome-Generated Amyloid and Potential Impact on Amyloidogenesis in Alzheimer's Disease (AD)." *Journal of Nature and Science* 1, no. 7 (2015). https://www.ncbi.nlm.nih.gov/pubmed/26097896.

30. Z. Wang et al. "Gut Flora Metabolism of Phosphatidylcholine Promotes Cardiovascular Disease." *Nature* 472, no. 7341 (2011): 57–63. http://www.nature.com/nature/journal/v472/n7341/full/nature09922.html.

31. W. Tang et al. "Intestinal Microbial Metabolism of Phosphatidylcholine and Cardiovascular Risk." *New England Journal of Medicine* 368 (2013): 1575–1584. http://www.nejm.org/doi/full/10.1056/NEJMoa1109400.

32. N. T. Mueller et al. "The Infant Microbiome Development: Mom Matters." *Trends in Molecular Medicine* 21, no. 2 (2015): 109–117. https://www.ncbi.nlm.nih.gov/pmc/articles/PMC4464665.

33. P. W. O'Toole and I. B. Jeffery. "Gut Microbiota and Aging." *Science* 350, no. 6265 (2015): 1214–1215. https://www.ncbi.nlm.nih.gov/pubmed/26785481.

34. E. D. Sonnenburg et al. "Diet-Induced Extinctions in the Gut Microbiota Compound over Generations." *Nature* 529, no. 7585 (2016): 212–215. http://www.nature.com/nature/journal/v529/n7585/full/nature16504.html.

35. "Low-Fiber Diet May Cause Irreversible Depletion of Gut Bacteria over Generations." *Stanford University Medical Center*, January 13, 2016. https://www.sciencedaily.com/releases/2016/01/160113160657.htm.

36. R. J. Perry et al. "Acetate Mediates a Microbiome-Brain-β-Cell Axis to Promote Metabolic Syndrome." *Nature* 534, no. 7606 (2016): 213–217. https://www.ncbi.nlm.nih.gov/pubmed/27279214.

37. F. De Vadder et al. "Microbiota-Produced Succinate Improves Glucose Homeostasis via Intestinal Gluconeogenesis." *Cell Metabolism* 24, no. 1 (2016): 151–157. https://www.ncbi.nlm.nih.gov/pubmed/27411015.

38. A. Vrieze et al. "Transfer of Intestinal Microbiota from Lean Donors Increases Insulin Sensitivity in Individuals with Metabolic Syndrome." *Gastroenterology* 143, no. 4 (2012): 913–916. http://www.gastrojournal.org/article/S0016-5085(12)00892-X/abstract.

39. R. A. Koeth et al. "Intestinal Microbiota Metabolism of L-carnitine, a Nutrient in Red Meat, Promotes Atherosclerosis." *Nature Medicine* 19 (2013): 576–585. http://www.nature.com/nm/journal/v19/n5/full/nm.3145.html.

40. C. Woolston. "Red Meat + Wrong Bacteria = Bad News for Hearts." *Nature*, April 7, 2013. http://www.nature.com/news/red-meat-wrong-bacteria-bad-news-for-hearts-1.12746.

41. "Researchers Find New Link between Red Meat and Heart Disease." *Cleveland Clinic*, November 11, 2014. https://health.clevelandclinic.org/2014/11/researchers-find-new-link-between-red-meat-and-heart-disease-video.

42. "Fast Facts about the Human Microbiome." Center for Ecogenetics & Environmental Health, January 2014. https://depts.washington.edu/ceeh/downloads/FF_Microbiome.pdf.

43. P. J. Turnbaugh et al. "An Obesity-Associated Gut Microbiome with Increased Capacity for Energy Harvest." *Nature* 444 (2006): 1027–1031. http://www.nature.com/nature/journal/v444/n7122/abs/nature05414.html.

44. V. K. Ridaura et al. "Cultured Gut Microbiota from Twins Discordant for Obesity Modulate Adiposity and Metabolic Phenotypes in Mice." *Science* 341, no. 6150 (2013). https://www.ncbi.nlm.nih.gov/pmc/articles/PMC3829625.

45. C. A. Thaiss et al. "Persistent Microbiome Alterations Modulate the Rate of Post-Dieting Weight Regain." *Nature* 540, no. 7634 (2016): 544–551. http://www.nature.com/nature/journal/v540/n7634/full/nature20796.html.

46. R. E. Ley et al. "Worlds within Worlds: Evolution of the Vertebrate Gut Microbiota." *Nature Reviews Microbiology* 6 (2008): 776–788. http://www.nature.com/nrmicro/journal/v6/n10/full/nrmicro1978.html.

47. F. Godoy-Vitorino et al. "Comparative Analyses of Foregut and Hindgut Bacterial Communities in Hoatzins and Cows." *ISME Journal* 6 (2012): 531–541. http://www.nature.com/ismej/journal/v6/n3/full/ismej2011131a.html.

48. J. G. Sanders et al. "Baleen Whales Host a Unique Gut Microbiome with Similarities to Both Carnivores and Herbivores." *Nature* 6, no. 8285 (2015). http://www.nature.com/articles/ncomms9285.

49. L. Zhu et al. "Evidence of Cellulose Metabolism by the Giant Panda Gut Microbiome." *PNAS* 108, no. 43 (2011): 17714–17719. http://www.pnas.org/content/108/43/17714.

50. T. Yatsunenko et al. "Human Gut Microbiome Viewed across Age and Geography." *Nature* 486, no. 7402 (2012): 222–227. http://www.nature.com/nature/journal/v486/n7402/full/nature11053.html.

51. J. E. Koenig et al. "Succession of Microbial Consortia in the Developing Infant Gut Microbiome." *PNAS* 108 (2010). http://www.pnas.org/content/108/Supplement_1/4578.

52. F. Bäckhed et al. "Dynamics and Stabilization of the Human Gut Microbiome during the First Year of Life." *Cell Host & Microbe* 17, no. 5 (2015): 852. http://www.cell.com/cell-host-microbe/fulltext/S1931-3128(15)00216-4.

53. T. Yatsunenko et al. "Human Gut Microbiome Viewed across Age and Geography." *Nature* 486, no. 7402 (2012): 222–227. http://www.nature.com/nature/journal/v486/n7402/full/nature11053.html.

54. J. C. Clemente et al. "The Microbiome of Uncontacted Amerindians." *Science Advances* 1, no. 3 (2015). http://advances.sciencemag.org/content/1/3/e1500183.

55. I. Cho et al. "Antibiotics in Early Life Alter the Murine Colonic Microbiome and Adiposity." *Nature* 488, no. 7413 (2012): 621–626. http://www.nature.com/nature/journal/v488/n7413/full/nature11400.html.

56. K. Korpela et al. "Intestinal Microbiome Is Related to Lifetime Antibiotic Use in Finnish Pre-School Children." *Nature Communications* 7, no. 10410 (2016). http://www.nature.com/articles/ncomms10410.

57. H. E. Jakobsson et al. "Short-Term Antibiotic Treatment Has Differing Long-Term Impacts on the Human Throat and Gut Microbiome." *PLoS One* 5, no. 3 (2010). http://journals.plos.org/plosone/article?id=10.1371/journal.pone.0009836.

58. L. Dethlefsen and D. A. Relman. "Incomplete Recovery and Individualized Responses of the Human Distal Gut Microbiota to Repeated Antibiotic Perturbation." *PNAS*, August 17, 2010. http://www.pnas.org/content/108/Supplement_1/4554.

59. G. D. Wu et al. "Linking Long-Term Dietary Patterns with Gut Microbial Enterotypes." *Science* 334, no. 6052 (2011): 105–108. http://science.sciencemag.org/content/334/6052/105.

60. E. D. Sonnenburg et al. "Diet-Induced Extinctions in the Gut Microbiota Compound over Generations." *Nature* 529, no. 7585 (2016): 212–215. http://www.nature.com/nature/journal/v529/n7585/full/nature16504.html.

61. C. F. Maurice et al. "Xenobiotics Shape the Physiology and Gene Expression of the Active Human Gut Microbiome." *Cell* 152, nos. 1–2 (2013): 39–50. http://www.cell.com/cell/fulltext/S0092-8674(12)01428-6.

62. M. A. Jackson et al. "Proton Pump Inhibitors Alter the Composition of the Gut Microbiota." *Gut* 65, no. 5 (2015): 749–756. http://gut.bmj.com/content/65/5/749.

63. D. E. Freedberg et al. "Proton Pump Inhibitors Alter Specific Taxa in the Human Gastrointestinal Microbiome: A Crossover Trial." *Gastroenterology* 149, no. 4 (2015): 883–885. http://www.gastrojournal.org/article/S0016-5085(15)00933-6/fulltext.

64. K. Forslund et al. "Disentangling Type 2 Diabetes and Metformin Treatment Signatures in the Human Gut Microbiota." *Nature* 528, no. 7581 (2015): 262–266. http://www.nature.com/nature/journal/v528/n7581/full/nature15766.html.

65. M. G. Rooks et al. "Gut Microbiome Composition and Function in Experimental Colitis during Active Disease and Treatment-Induced Remission." *ISME Journal* 8 (2014): 1403–1417. http://www.nature.com/ismej/journal/v8/n7/full/ismej20143a.html.

66. E. Mendes. "Personalized Cancer Care: Where It Stands Today." American Cancer Society (2015). https://www.cancer.org/latest-news/personalized-cancer-care-where-it-stands-today.html.

67. J. K. Goodrich et al. "Human Genetics Shape the Gut Microbiome." *Cell* 159, no. 4 (2014): 789–799. http://www.cell.com/cell/fulltext/S0092-8674(14)01241-0.

68. P. J. Turnbaugh et al. "A Core Gut Microbiome in Obese and Lean Twins." *Nature* 457 (2009): 480–484. http://www.nature.com/nature/journal/v457/n7228/full/nature07540.html.

69. N. Kodaman et al. "Human and *Helicobacter pylori* Coevolution Shapes the Risk of Gastric Disease." *PNAS* 111, no. 4 (2013): 1455–1460. http://www.pnas.org/content/111/4/1455.

70. S. S. Kang et al. "Diet and Exercise Orthogonally Alter the Gut Microbiome and Reveal Independent Associations with Anxiety and Cognition." *Molecular Neurodegeneration* 9, no. 36 (2014). http://molecularneurodegeneration.biomedcentral.com/articles/10.1186/1750-1326-9-36.

71. S. F. Clarke et al. "Exercise and Associated Dietary Extremes Impact on Gut Microbial Diversity." *Gut* 63, no. 12 (2014): 1913–1920. http://gut.bmj.com/content/63/12/1913.

72. J. E. Lambert et al. "Exercise Training Modifies Gut Microbiota in Normal and Diabetic Mice." *Applied Physiology, Nutrition, and Metabolism* 40, no. 7 (2015): 749–752. http://www.nrcresearchpress.com/doi/abs/10.1139/apnm-2014-0452#.WEL9tfkrLIU.

73. S. J. Song et al. "Cohabiting Family Members Share Microbiota with One Another and with Their Dogs." *eLife*, April 16, 2013. https://elifesciences. org/content/2/e00458.

74. G. D. Wu et al. "Linking Long-Term Dietary Patterns with Gut Microbial Enterotypes." *Science* 334, no. 6052 (2011): 105–108. http://science.sciencemag. org/content/334/6052/105.

75. L. A. David et al. "Diet Rapidly and Reproducibly Alters the Human Gut Microbiome." *Nature* 505, no. 7484 (2014): 559–563. http://www. nature.com/nature/journal/v505/n7484/full/nature12820.html.

76. C. A. Thaiss et al. "Transkingdom Control of Microbiota Diurnal Oscillations Promotes Metabolic Homeostasis." *Cell* 159, no. 3 (2014): 514–529. http://www.cell.com/abstract/S0092-8674(14)01236-7.

77. A. Park. "Why Shift Work and Sleeplessness Lead to Weight Gain and Diabetes." *Time*, April 12, 2012. http://healthland.time.com/ 2012/04/12/why-shift-work-and-sleeplessness-lead-to-weight-gain-and-diabetes.

78. L. Blue. "It's Called the Graveyard Shift for a Reason." *Time*, July 27, 2012. http://healthland.time.com/2012/07/27/its-called-the-graveyard-shift-for-a-reason.

79. A. Park. "Working the Night Shift May Boost Breast Cancer Risk." *Time*, May 29, 2012. http://healthland.time.com/2012/05/29/working-the-night-shift-may-boost-breast-cancer-risk.

80. A. Park. "Why Working the Night Shift May Boost Your Risk of Diabetes." *Time*, December 7, 2011. http://healthland.time.com/2011/12/07/why-working-the-night-shift-may-boost-your-risk-of-diabetes.

81. C. A. Thaiss et al. "Transkingdom Control of Microbiota Diurnal Oscillations Promotes Metabolic Homeostasis." *Cell* 159, no. 3 (2014): 514–529. http://www.cell.com/abstract/S0092-8674(14)01236-7.

82. Ibid.

83. J. Suez et al. "Artificial Sweeteners Induce Glucose Intolerance by Altering the Gut Microbiota." *Nature* 514, no. 7521 (2014): 181–186. http://www.nature.com/ nature/journal/v514/n7521/full/nature13793.html.

84. "Non-nutritive Sweeteners: A Potentially Useful Option—with Caveats." *American Heart Association, American Diabetes Association*, July 9, 2012. http://www.diabetes.org/newsroom/press-releases/2012/ada-aha-sweetener-statement.html.

第 6 章　血糖：终极食物反馈响应

1. "What Is Diabetes?" Texas Diabetes Council. http://www.preventtype2. org/what-is-diabetes.php.

2. A. Gastaldelli et al. "Beta-Cell Dysfunction and Glucose Intolerance: Results from the San Antonio Metabolism (SAM) Study." *Diabetologia* 47, no. 1 (2004): 31–39. http://link.springer.com/article/10.1007/s00125-003-1263-9?LI=true.

3. A. E. Butler et al. "β-Cell Deficit and Increased β-Cell Apoptosis in Humans with Type 2 Diabetes." *Diabetes* 52, no. 1 (2003): 102–110. http://diabetes.diabetesjournals.org/content/52/1/102.full.

4. A. G. Tabák et al. "Prediabetes: A High-Risk State for Developing Diabetes." *Lancet* 379, no. 9833 (2012): 2279–2290. https://www.ncbi.nlm.nih.gov/pmc/articles/PMC3891203.

5. E. Selvin et al. "Glycemic Control and Coronary Heart D sease Risk in Persons with and without Diabetes: The Atherosclerosis Risk .n Communities Study." *Archives of Internal Medicine* 165, no. 16 (2005): 1910–1916. https://www.ncbi.nlm.nih.gov/pubmed/16157837?dopt=Abstract.

6. K. T. Khaw et al. "Association of Hemoglobin A1c with Cardiovascular Disease and Mortality in Adults: The European Prospective Investigation into Cancer in Norfolk." *Annals of Internal Medicine* 141, no. 6 (2004): 413–420. https://www.ncbi.nlm.nih.gov/pubmed/15381514.

7. "Blood Sugar 101: What They Don't Tell You about Diabetes." http://www.phlaunt.com/diabetes/14046669.php.

8. L. Monnier et al. "Activation of Oxidative Stress by Acute Glucose Fluctuations Compared with Sustained Chronic Hyperglycemia in Patients with Type 2 Diabetes." *JAMA* 295, no. 14 (2006): 1681–1687. https://www.ncbi.nlm.nih.gov/pubmed/16609090.

9. "Research Connecting Organ Damage with Blood Sugar Level." *Blood Sugar 101*. http://www.phlaunt.com/diabetes/14045678.php.

10. B. Kaur et al. "The Impact of a Low Glycaemic Index (GI) Diet on Simultaneous Measurements of Blood Glucose and Fat Oxidation: A Whole Body Calorimetric Study." *Journal of Clinical & Translational Endocrinology* 4 (2016): 45–52. http://www.sciencedirect.com/science/article/pii/S2214623716300060.

11. D. B. Pawlak et al. "Effects of Dietary Glycaemic Index on Adiposity, Glucose Homeostasis, and Plasma Lipids in Animals." *Lancet* 364, no. 9436 (2004): 778–785. https://www.ncbi.nlm.nih.gov/pubmed/15337404.

12. N. Torbay et al. "Insulin Increases Body Fat Despite Control of Food Intake and Physical Activity." *American Journal of Physiology* 248, no. 1 pt. 2 (1985): R120–R124. https://www.ncbi.nlm.nih.gov/pubmed/3881983.

13. M. Bergman et al. "One-Hour Post-Load Plasma Glucose Level during the OGTT Predicts Mortality: Observations from the Israel Study of Glucose Intolerance, Obesity and Hypertension." *Diabetic Medicine* 33, no. 8 (2016): 1060–1066. http://onlinelibrary.wiley.com/doi/10.1111/dme.13116/abstract.

14. F. Cavalot et al. "Postprandial Blood Glucose Predicts Cardiovascular Events and All-Cause Mortality in Type 2 Diabetes in a 14-Year Follow-Up." *Diabetes Care* 34, no. 10 (2011): 2237–2243. http://care.diabetesjournals. org/content/34/10/2237.

15. G. Bardini et al. "Inflammation Markers and Metabolic Characteristics of Subjects with One-Hour Plasma Glucose Levels." *Diabetes Care*, November 2009. http://care.diabetesjournals.org/content/early/2009/11/12/dc09-1342.abstract.

16. T. S. Temelkova-Kurktschiev et al. "Postchallenge Plasma Glucose and Glycemic Spikes Are More Strongly Associated with Atherosclerosis Than Fasting Glucose or HbA1c Level." *Diabetes Care* 23, no. 12 (2000): 1830–1834. https://www.ncbi.nlm.nih.gov/pubmed/11128361.

17. N. Rabbani et al. "Glycation of LDL by Methylglyoxal Increases Arterial Atherogenicity." *Diabetes* 60, no. 7 (2011): 1973–1980. http://diabetes. diabetesjournals.org/content/60/7/1973.

18. "Research Connecting Organ Damage with Blood Sugar Level." *Blood Sugar 101*. http://www.phlaunt.com/diabetes/14045678.php.

19. S. Apple. "An Old Idea, Revived: Starve Cancer to Death." *New York Times Magazine*, May 12, 2016. http://www.nytimes.com/2016/05/15/magazine/ warburg-effect-an-old-idea-revived-starve-cancer-to-death.html?_r=2.

20. "Research Connecting Organ Damage with Blood Sugar Level." *Blood Sugar 101*. http://www.phlaunt.com/diabetes/14045678.php.

21. P. Stattin et al. "Prospective Study of Hyperglycemia and Cancer Risk." *Diabetes Care* 30, no. 3 (2007): 561–567. https://www.ncbi.nlm.nih. gov/pubmed/17327321.

22. M. Davies. "'Quitting Carbs Has Saved My Life': Cancer Victim Given Months to Live Refuses Chemo and Claims Diet of Meat and Dairy Is Why He's Still Alive Two Years Later." *Daily Mail*, July 15, 2016. http://www. dailymail.co.uk/health/article-3691808/Quitting-carbs-saved-life-Cancer-victim-given-months-live-refuses-chemo-claims-diet-meat-dairy-s-alive-two-years-later.html.

23. V. W. Ho et al. "A Low Carbohydrate, High Protein Diet Slows Tumor Growth and Prevents Cancer Initiation." *Cancer Research* 71, no. 13 (2011): 4484–4493. http://cancerres.aacrjournals.org/content/early/2011/06/10/0008-5472.CAN-10-3973.

24. University of Texas MD Anderson Cancer Center. "Sugars in Western Diets Increase Risk for Breast Cancer Tumors and Metastasis." January 4, 2016. https://www.sciencedaily.com/releases/2016/01/160104080034.htm.

25. Y. Jiang, et al. "Abstract 3735: Dietary Sugar Induces Tumorigenesis in Mammary Gland Partially through 12 Lipoxygenase Pathway." *Cancer Research* 75, no. 15, Supplement. http://cancerres.aacrjournals.org/ content/75/15_Supplement/3735.

26. W. Q. Zhao et al. "Insulin Resistance and Amyloidogenesis as Common Molecular Foundation for Type 2 Diabetes and Alzheimer's Disease." *BBA Molecular Basis of Disease* 1792, no. 5 (2009): 482–496. http://www.sciencedirect.com/science/article/pii/S0925443908002093.

27. Ibid.

28. P. K. Crane et al. "Glucose Levels and Risk of Dementia." *New England Journal of Medicine* 369 (2013): 540–548. http://www.nejm.org/doi/full/10.1056/NEJMoa1215740.

29. N. Cherbuin. "Higher Normal Fasting Plasma Glucose Is Associated with Hippocampal Atrophy." *Neurology* 79, no. 10 (2012): 1019–1026. http://www.neurology.org/content/79/10/1019.

30. J. Robinson Singleton et al. "Increased Prevalence of Impaired Glucose Tolerance in Patients with Painful Sensory Neuropathy." *Diabetes Care* 24, no. 8 (2001): 1448–1453. http://care.diabetesjournals.org/content/24/8/1448.full.

31. C. J. Sumner et al. "The Spectrum of Neuropathy in Diabetes and Impaired Glucose Tolerance." *Neurology* 60, no. 1 (2003): 108–111. http://www.neurology.org/content/60/1/108.abstract.

32. O. P. Adams. "The Impact of Brief High-Intensity Exercise on Blood Glucose Levels." *Diabetes, Metabolic Syndrome and Obesity: Targets and Therapy* 6 (2013): 113–122. https://www.ncbi.nlm.nih.gov/pmc/articles/PMC3587394.

33. S. R. Colberg et al. "Blood Glucose Responses to Type, Intensity, Duration, and Timing of Exercise." *Diabetes Care* 36, no. 10 (2013): e177. http://care.diabetesjournals.org/content/36/10/e177.

34. M. C. Gannon and F. Q. Nuttall. "Effect of a High-Protein, Low-Carbohydrate Diet on Blood Glucose Control in People with Type 2 Diabetes." *Diabetes* 53, no. 9 (2004): 2375–2382. http://diabetes.diabetesjournals.org/content/53/9/2375.

35. R. D. Feinman et al. "Dietary Carbohydrate Restriction as the First Approach in Diabetes Management: Critical Review and Evidence Base." *Nutrition* 31, no. 1 (2015): 1–13. http://www.sciencedirect.com/science/article/pii/S0899900714003323.

36. E. J. Mayer-Davis. "Low-Fat Diets for Diabetes Prevention." *Diabetes Care* 24, no. 4 (2001): 613–614. http://care.diabetesjournals.org/content/24/4/613.

37. N. D. Barnard et al. "A Low-Fat Vegan Diet Improves Glycemic Control and Cardiovascular Risk Factors in a Randomized Clinical Trial in Individuals with Type 2 Diabetes." *Diabetes Care* 29, no. 8 (2006): 1777–1783. http://care.diabetesjournals.org/content/29/8/1777.

38. J. S. de Munter et al. "Whole Grain, Bran, and Germ Intake and Risk of Type 2 Diabetes: A Prospective Cohort Study and Systematic Review." *PLoS Medicine* 4, no. 8 (2007): e261. https://www.ncbi.nlm.nih.gov/pubmed/17760498.

39. "Glycemic Index and Diabetes." *American Diabetes Association*, October 2, 2013. http://www.diabetes.org/food-and-fitness/food/what-can-i-eat/understanding-carbohydrates/glycemic-index-and-diabetes.html.

40. G. Radulian et al. "Metabolic Effects of Low Glycaemic Index Diets." *Nutrition Journal* 8, no. 5 (2009). https://www.ncbi.nlm.nih.gov/pmc/articles/PMC2654909.

41. "Healthy Eaters: Ignore Glycemic Index. Clinical Trial Shows No Beneficial Effects on Key Measures of Heart Disease and Diabetes Risk." *Johns Hopkins Medicine*, December 16, 2014.

42. K. L. Knutson. "Impact of Sleep and Sleep Loss on Glucose Homeostasis and Appetite Regulation." *Sleep Medicine Clinic* 2, no. 2 (2007): 187–197. https://www.ncbi.nlm.nih.gov/pmc/articles/PMC2084401.

43. N. Goyal et al. "Non Diabetic and Stress Induced Hyperglycemia [SIH] in Orthopaedic Practice: What Do We Know So Far?" *Journal of Clinical and Diagnostic Research* 8, no. 10 (2014): LH01–LH03. https://www.ncbi.nlm.nih.gov/pmc/articles/PMC4253199.

44. "390 Drugs That Can Affect Blood Glucose Levels." Diabetes in Control (2016). http://www.diabetesincontrol.com/drugs-that-can-affect-blood-glucose-levels.

45. "What Medicines Can Make Your Blood Sugar Spike?" WebMD (2017). http://www.webmd.com/diabetes/tc/medicines-that-can-raise-blood-sugar-as-a-side-effect-topic-overview.

46. "Drug-Induced Low Blood Sugar." MedlinePlus (2016). https://medlineplus.gov/ency/article/000310.htm.

47. A. Chiolero et al. "Consequences of Smoking for Body Weight, Body Fat Distribution, and Insulin Resistance." *American Journal of Clinical Nutrition* 87, no. 4 (2008): 801–809. http://ajcn.nutrition.org/content/87/4/801.long.

48. D. Glick. "Women's Monthly Cycle Affects Blood Glucose Control, but Not Consistently." *Diabetes Health*, August 15, 2009. https://www.diabeteshealth.com/womens-monthly-cycle-affects-blood-glucose-control-but-not-consistently.

49. P. Kishore. "Hypoglycemia (Low Blood Sugar)." Merck Manual. http://www.merckmanuals.com/home/hormonal-and-metabolic-disorders/diabetes-mellitus-dm-and-disorders-of-blood-sugar-metabolism/hypoglycemia.

50. K. Chang. "Artificial Sweeteners May Disrupt Body's Blood Sugar Controls." *New York Times*, September 17, 2014. http://well.blogs.nytimes.com/2014/09/17/artificial-sweeteners-may-disrupt-bodys-blood-sugar-controls/?_r=0.

51. "Glycemic Index Testing & Research." The University of Sydney. http://www.glycemicindex.com/testing_research.php.

52. J. W. Conn and L. H. Newburgh. "The Glycemic Response to Isoglu-cogenic Quantities of Protein and Carbohydrate." *Journal of Clinical Investigation* 15, no. 6 (1936): 665–671. https://www.ncbi.nlm.nih.gov/pmc/articles/PMC424828.

第 7 章　个性化饮食项目

1. K. M. Cunningham and N. W. Read. "The Effect of Incorporating Fat into Different Components of a Meal on Gastric Emptying and Postprandial Blood Glucose and Insulin Responses." *British Journal of Nutrition* 61, no. 2 (1989): 285–290. https://www.ncbi.nlm.nih.gov/pubmed/2650735?dopt=Abstract.

2. "What Is Obesity?" *Medical News Today*, January 2016. http://www.medicalnewstoday.com/info/obesity/what-is-bmi.php.

3. L. Karan. "HbA1c Explained." *Type 1 Diabetes Network* (2010). http://t1dn.org.au/our-stuff/all-about-type-1-articles/hba1c-explained.

4. "Tests and Diagnosis." *Mayo Clinic* (2014). http://www.mayoclinic.org/diseases-conditions/diabetes/basics/tests-diagnosis/con-20033091.

5. S. Xiao et al. "A Gut Microbiota–Targeted Dietary Intervention for Amelioration of Chronic Inflammation Underlying Metabolic Syndrome." *FEMS Microbiology Ecology* 87, no. 2 (2014): 357–367. https://www.ncbi.nlm.nih.gov/pubmed/24117923?dopt=Abstract.

6. S. H. Duncan et al. "Reduced Dietary Intake of Carbohydrates by Obese Subjects Results in Decreased Concentrations of Butyrate and Butyrate-Producing Bacteria in Feces." *Applied and Environmental Microbiology* 73, no. 4 (2007): 1073–1078. https://www.ncbi.nlm.nih.gov/pubmed/17189447?dopt=Abstract.

7. V. K. Ridaura et al. "Gut Microbiota from Twins Discordant for Obesity Modulate Metabolism in Mice." *Science* 341, no. 6150 (2013). https://www.ncbi.nlm.nih.gov/pubmed/24009397?dopt=Abstract.

8. P. J. Turnbaugh et al. "An Obesity-Associated Gut Microbiome with Increased Capacity for Energy Harvest." *Nature* 444, no. 7122 (2006): 1027–1031. https://www.ncbi.nlm.nih.gov/pubmed/17183312?dopt=Abstract.

第 8 章　检测自己的血糖响应

1. J. Briffa. "Study Links Blood Sugar Imbalance with Increased Appetite." *Dr. Briffa*. September 3, 2007. http://www.drbriffa.com/2007/09/03/study-links-blood-sugar-imbalance-with-increased-appetite.

2. M. R. Jospe et al. "Adherence to Hunger Training Using Blood Glucose Monitoring: A Feasibility Study." *Nutrition & Metabolism* 12, no. 22 (2015). https://www.ncbi.nlm.nih.gov/pmc/articles/PMC4465140.

第 9 章　个性化饮食的调整

1. P. J. Turnbaugh et al. "The Effect of Diet on the Human Gut Microbiome: A Metagenomic Analysis in Humanized Gnotobiotic Mice." *Science Translational Medicine* 1, no. 6 (2009). https://www.ncbi.nlm.nih.gov/pmc/articles/PMC2894525.

2. "Fat, Sugar Cause Bacterial Changes that May Relate to Loss of Cognitive Function." *Oregon State University*, June 22, 2015. http://oregonstate.edu/ua/ncs/archives/2015/jun/fat-sugar-cause-bacterial-changes-may-relate-loss-cognitive-function.

3. J. L. Sonnenburg and F. Bäckhed. "Diet-Microbiota Interactions as Moderators of Human Metabolism." *Nature* 535, no. 7610 (2016): 56–64. http://www.nature.com/nature/journal/v535/n7610/full/nature18846.html.

4. N. Vordeades et al. "Diet and the Development of the Human Intestinal Microbiome." *Frontiers in Microbiology* 5, no. 494 (2014). https://www.ncbi.nlm.nih.gov/pmc/articles/PMC4170138.

5. S. M. Kuo. "The Interplay between Fiber and the Intestinal Microbiome in the Inflammatory Response." *Advances in Nutrition* 4 (2013): 16–28. http://advances.nutrition.org/content/4/1/16.full.

6. K. H. Courage. "Fiber-Famished Gut Microbes Linked to Poor Health." *Scientific American*, March 23, 2015. https://www.scientificamerican.com/article/fiber-famished-gut-microbes-linked-to-poor-health1.

第 11 章　饮食的未来

1. M. Boyle. "Nestlé Wants to Personalize Your Food." *Bloomberg*, June 26, 2014. https://www.bloomberg.com/news/articles/2014-06-26/star-trek-inspires-nestles-food-nutrition-project.

2. S. C. Mukhopadhyay. "Wearable Sensors for Human Activity Monitoring: A Review." *IEEE Sensors Journal* 15, no. 3 (2015): 1321–1330. http://www.dreamerindia.com/IEEE/IEEE2015/Wearable%20Sensors%20for%20Human%20Activity.pdf.

作者简介

伊兰·西格尔博士，出生于以色列特拉维夫市，1998年以优异的成绩从特拉维夫大学计算机科学专业毕业，获得学士学位，2004年获得斯坦福大学的计算机科学与遗传学博士学位。在洛克菲勒大学担任独立研究员后，他于2005年加入以色列魏茨曼科学研究所，成为计算机科学与应用数学部的教授。西格尔博士领导的科研实验室是一支多学科队伍，由计算机生物学家和计算与系统生物学领域的实验科学家组成。他的团队在机器学习、计算生物学、统计模型和异质大规模数据分析方面具有丰富的经验。他致力于营养学、遗传学、微生物组学和基因调节及其对健康和疾病的影响方面的研究。他的目标是建立个性化营养学和个性化医学。实验室网址为 http://genie.weizmann.ac.il。

西格尔博士发表的文章有120余篇，已经被2.5万篇文献引用，而且他的工作也赢得了多项荣誉：阿龙基金会奖（2006）；EMBO青年研究员奖（2007）；欧文顿奖（2007），该奖项为国际计算生物学会（ISCB）每年颁发给在计算生物学领域取得杰出成就的科学家；莱文森生物学奖（2009）、迈克尔·布鲁诺奖（2015）。《科学家》将他称为"有前景的科学家"（2009），索妮马推举他为50位创新先驱者之一。2012年，他当选为以色列青年科学院的成员。2015年，他当选为EMBO成员。

西格尔博士的妻子是克伦，他们定居在以色列拉马特沙龙，他们有三个孩子，席拉、约阿夫和塔玛拉，他们养了一只名叫布鲁的猫和一只名叫斯诺的狗。他还是一位长跑爱好者，完成过 10 次全程马拉松。

伊兰·埃利纳夫博士出生于耶路撒冷，2000 年以优异的成绩在希伯来大学获得医学博士（MD）学位，先后在特拉维夫医疗中心胃肠病学研究所担任临床实习生、内科住院医师和临床研究员。2009 年，他获得魏茨曼科学研究所的免疫学博士学位，随后在耶鲁大学医学院进行博士后研究。埃利纳夫博士作为魏茨曼科学研究所免疫学部的教授，带领的多学科研究团队有 30 多位成员，由免疫学家、微生物学家、代谢学专家和计算微生物学家组成。他的实验室致力于宿主 – 微生物组相互作用的分子基础及其对健康和疾病影响的研究，目标是建立个性化的医学和营养学。埃利纳夫实验室采用多样化的先进实验、基因组学和计算机方法研究肠道微生物对各种多因素疾病的影响，包括肥胖症及其代谢性并发症、炎症和自身免疫病、神经变性疾病和癌症，目标是为上述疾病建立微生物组靶向的个性化治疗方案。实验室网址为 http://www.weizmann.ac.il/immunology/elinav。

埃利纳夫博士已经在同行评议的领先期刊上发表了 120 多篇文章，并获得多个奖项，包括克莱尔与以马内利·G. 罗森布拉特美国医师奖（2011）；阿隆基金会奖（2013）；拉帕波特生物医学研究奖（2015），每年颁发给在生物医学领域有突破性发现的一位科学家；林德纳奖（2016）；以色列内分泌学会最高奖；莱文森基础科学研究奖（2016）。埃利纳夫博士兼任加拿大高等研究院（CIFAR）的高级研究员，当选为欧洲分子生物学协会成员（EMBO），同时也是一位霍华德·休斯医学研究所（HHMI）的国际学者。

埃利纳夫博士的妻子是希拉，他们定居在以色列的马克瑞特芭提雅，有席拉、暗利和殷巴尔三个孩子，还养了一条名叫赫茨尔的狗。他闲暇时喜爱登山和滑雪。